Prof. Dr. Michael Hamm

Fit und schlank mit dem GLYX

Dauerhaft abnehmen mit den richtigen Kohlenhydraten

midena

Inhalt

GLYX – Ausgleich für den Energiehaushalt

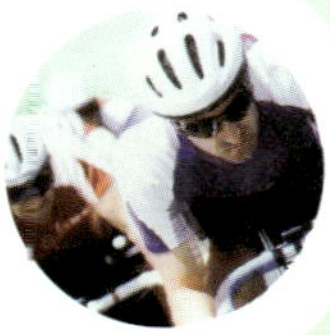

Der GLYX in der Praxis

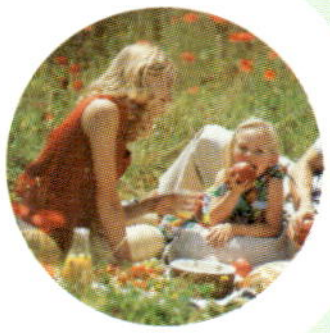

Die besten Rezepte für einen optimalen GLYX

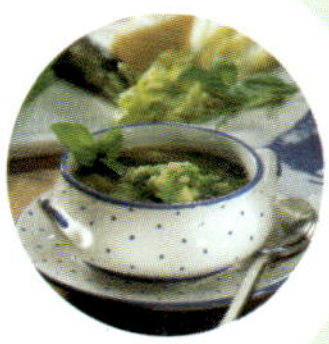

Kohlenhydrate – best energy

Kohlenhydrate (Stärke und Zucker) gelten längst nicht mehr als Dickmacher. Die guten Erfahrungen, die Sportler aller Disziplinen mit der für Muskeln wie Gehirn- und Nervenzellen gleichermaßen gut nutzbaren Energiequelle machen, haben dazu beigetragen, den positiven Ruf der Nahrungskohlenhydrate als Fitmacher wiederherzustellen. Tennisspieler waren die ersten, die Nudeln und Müsli gegen das legendäre Sportlersteak eintauschten. Heute sind Kohlenhydrate die Nr. 1 auf den Tellern aller Sportler. Und auch darin ist man sich einig: Fettsparen ist wichtiger als Kalorienzählen. Davon profitieren Gesundheit, Fitness und Figur gleichermaßen.

Fazit: Kohlenhydrate treiben uns an, fördern die Konzentration und sättigen sogar besser als Fett. Wer sich insgesamt abwechslungsreich ernährt, braucht auch beim Genuss von Zucker und Süßem kein schlechtes Gewissen zu haben.

Die generelle Lobeshymne auf die Energielieferanten Nr. 1 in unserer Ernährung wird ergänzt durch das Konzept vom glykämischen Index – kurz GLYX –, das die blutzuckersteigernde Wirkung verschiedener Kohlenhydrate beschreibt und damit ihre Unterschiede berücksichtigt. Dabei zeigt sich überraschenderweise, dass Haushaltszucker keine stärker blutzuckererhöhende Wirkung als beispielsweise gekochte Kartoffeln besitzt. Der Blutzuckeranstieg nach dem Verzehr von Äpfeln fällt wiederum niedriger aus als nach vergleichbaren Kohlenhydratmengen aus Brot. Grobkörniges Vollkornbrot schneidet verständlicherweise günstiger ab als ein helles Weizenbaguette. Von einem niedrigen bis mittleren GLYX profitieren vor allem Übergewichtige mit Problemen bei der Hunger-Sättigungs- und Blutzuckerregulation sowie sportlich Aktive, die ihre Ausdauer verbessern können, wenn sie rechtzeitig vor der Aktion eine entsprechend richtige Kohlenhydratauswahl treffen. Allzu starke Schwankungen im Blutzuckerverlauf werden damit vermieden und auf diese Weise Energielevel sowie Leistung möglichst konstant gehalten.

»Fit und schlank mit dem GLYX« – dieser Buchtitel muss unbedingt ergänzt werden durch den Aspekt der Gesundheitsvorsorge. Speisen, die den Blutzucker nur in geringem Maße ansteigen lassen, haben einen doppelt positiven Einfluss auf die Gesundheit von Herz und Kreislauf. Es kommt nicht nur zu einer verbesserten Wirkung des blutzuckersenkenden Hormons Insulin, sondern auch zur günstigen Veränderung der Cholesterinwerte im Blut. Damit wird die Ernährung nach dem GLYX gleichzeitig zu einer wichtigen Vorbeugestrategie gegen das Wohlstandssyndrom und die koronare Herzkrankheit. Lebensmittel mit niedrigem glykämischem Index und hohem Ballaststoffanteil sind gleichzeitig reich an Antioxidanzien, die nachweisbar Schutzwirkungen bei Diabetes mellitus und Herz-Kreislauf-Erkrankungen haben.
Auch moderne Präventionskampagnen wie »Fünf am Tag«, d.h. fünfmal täglich Gemüse und Obst, passen ebenso wie die gesundheitsfördernde Mittelmeerländerküche in idealer Weise zum GLYX-Prinzip. Wer Kohlenhydrate GLYX-bewusst auswählt, bekommt in den meisten Fällen eine gesunde Portion von Ballaststoffen, Vitaminen, bioaktiven Pflanzenstoffen sowie Mengen- und Spurenelemente mit ab. Dadurch verbessert sich automatisch die Qualität der Ernährung. Deshalb wird in den aktuellen Tabellen dieses Buches, die praxisnah GLYX-Bereiche anstatt »übergenaue« Zahlen ausweisen, gleichzeitig auf die entsprechende Nährstoffdichte hingewiesen. Auf eine Erniedrigung des GLYX durch allzu viel Fett sollte der Gesundheit und Figur zuliebe allerdings verzichtet werden.
Sie werden schließlich feststellen, dass die GLYX-bewussten Rezepte nicht nur schmackhaft, abwechslungsreich und vollwertig sind, sondern vor allem anhaltend sättigen bei erfreulich geringer Belastung des Kalorienkontos.

Hamburg, im Winter 2000
Prof. Dr. troph. Michael Hamm

Kohlenhydrate – die besten Energiespender

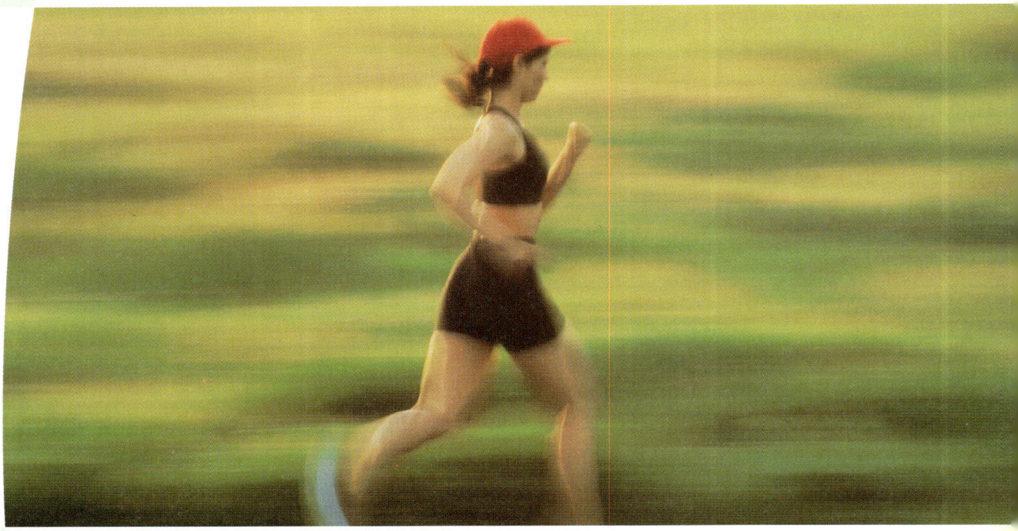

Eine der wichtigsten Aufgaben der Ernährung ist die Bereitstellung von Energie für die Arbeit unseres Körpers. Diese Energie beziehen wir in erster Linie aus Kohlenhydraten und Fetten.

Die Vorteile der Kohlenhydrate

Beim Energiestoffwechsel bevorzugt unser Körper die einfachste Lösung: Wenn er die Wahl hat, verbrennt er am liebsten Kohlenhydrate. Mit Kohlenhydraten als Energiequelle können Muskeln, Gehirn und Nerven gleichermaßen gut arbeiten. Wenn Sie sich kohlenhydratbetont ernähren, wird erstens die Verbrennungsrate für Kohlenhydrate ansteigen. Zweitens werden die körpereigenen Kohlenhydratspeicher, die so genannten Glykogenreserven, gefüllt. Zur dritten Verwertungsform kommt es nur, wenn Sie Kohlenhydrate über den Bedarf hinaus aufnehmen. Dann speichert der Körper diese überschüssigen Kohlenhydrate als Fett. Jedoch ist der Energiebedarf zur Umwandlung von Kohlenhydraten in Fett recht hoch. Etwa 25 Prozent der Kohlenhydrat-Kalorien werden dafür verbraucht. Demnach werden ungefähr 100 Gramm Kohlenhydrate benötigt, um 30 bis 35 Gramm Fett zu bilden.

Fett wird erst zum Schluss verbrannt

Die Einlagerung von Nahrungsfett in die Körperfettdepots erfolgt praktisch ohne Umwandlungsverluste. Eine erhöhte Fettaufnahme in der Nahrung wird nicht durch eine gesteigerte Fettverbrennung ausgeglichen. Fette werden erst dann verbrannt, wenn die anderen Nährstoffe den Energiebedarf nicht decken. Fett ist nun einmal der ideale Energiespeicher. All dies führt dazu, dass bei zu reichlichem Essen vor allem das Fett aus der Nahrung in unseren Fettdepots auf Hüften und Bauch landet. Zusätzlich erschwerend wirkt sich die geringere Sättigungswirkung von konzentriertem Fett im Vergleich zu volumen- und ballaststoffreichen Lebensmitteln aus. Obendrein begünstigen die geschmacklichen Vorzüge von Fetten deren überhöhten Verzehr.

Wie viel Energie steckt in der Nahrung?

1 Gramm Kohlenhydrate liefert 4 Kilokalorien. Für Protein gilt das gleiche, während 1 Gramm Fett 9 Kilokalorien entspricht.

Bösewicht: Fett oder Kohlenhydrate

Bei überenergetischer Ernährung ist Fett der ungünstigste Nährstoff, was Figur, Fitness und Gesundheit betrifft. Mit einer stärke- und ballaststoffreichen Kost ist es kaum möglich, sich unliebsame Fettpölsterchen »anzufuttern«.

Dennoch hält sich das Gerücht, Kohlenhydrate seien die eigentlichen Dickmacher, recht hartnäckig und wird entgegen der allgemeinen Lehrmeinung zur Zeit wieder kräftig verbreitet. Mit einer pauschalen Schuldzuweisung ist es jedoch in beiden Fällen nicht getan. Sowohl beim Fett als auch bei den Kohlenhydraten kommt es auf Menge, Qualität und Verfügbarkeit im Stoffwechsel an.

Was genau sind Kohlenhydrate?

Kohlenhydrate bestehen aus einzelnen Bausteinen, den so genannten Sacchariden. Je nach deren Anzahl werden die Kohlenhydrate grundsätzlich in drei Gruppen eingeteilt:

- Einfachzucker (Monosaccharide)
- Zweifachzucker (Disaccharide)
- Vielfachzucker (Polysaccharide)

Die Begriffe in den Klammern sind die jeweiligen Fachbezeichnungen, aber Namen wie Traubenzucker, Fruchtzucker, Haushaltszucker und Stärke sind Ihnen sicherlich geläufiger. Wie lassen sich nun diese verschiedenen Bezeichnungen den drei Kohlenhydratgruppen zuordnen?

Nicht alle Kohlenhydrate schmecken süß

Aus den Bausteinen Traubenzucker, Fruktose und Galaktose sind alle weiteren Kohlenhydrate zusammengesetzt.

Zu den Einfachzuckern zählen Traubenzucker (Glukose) und Fruchtzucker (Fruktose). Ein weiterer Einfachzucker ist die Galaktose, ein Bestandteil des Milchzuckers. Durch die unterschiedliche Verknüpfung der Einfachzucker entstehen alle weiteren Kohlenhydrate. Die Abbildung auf der folgenden Seite zeigt dies anschaulich.

Der wichtigste Zweifachzucker ist die Saccharose. Sie besteht aus einem Teil Glukose und einem Teil Fruktose. Auch der so genannte Invertzucker im Honig besteht aus Fruktose und Glukose. Weitere Zweifachzucker sind der Malzzucker (Maltose) und der Milchzucker (Laktose). Die Einfach- und Zweifachzucker schmecken süß, haben allerdings eine unterschiedliche Süßkraft, die bei Fruktose am stärksten und bei Milchzucker am schwächsten ist.

Wenn eine große Zahl von Einfachzuckern zu langen Ketten verknüpft ist, spricht man von Vielfachzuckern, komplexen Kohlenhydraten oder Polysacchariden. Das wichtigste Nahrungspolysaccharid ist die Stärke. Sie kommt in der Natur beispielsweise in Getreide und Kartoffeln vor. Aber auch die unverdaulichen Kohlenhydrate wie der Ballaststoff Zellulose zählen zu den Polysacchariden.

Maltodextrine sind Abbauprodukte der Stärke, die in speziellen

Sportlergetränken als Kohlenhydratzusatz verwendet werden. Mit zunehmender Kettenlänge schmeckt ein Kohlenhydrat weniger süß. Wir müssen Brot ausgiebig kauen, damit die entsprechenden Speichelenzyme die enthaltene Stärke zu süß schmeckendem Zucker abbauen können.

Die Einfachzucker können direkt vom Darm in den Blutkreislauf gelangen. Alle anderen Kohlenhydrate müssen erst durch Enzyme verdaut werden, das heißt in ihre Monosaccharidbausteine aufgespalten werden.

Aufbau der bedeutendsten Kohlenhydrate

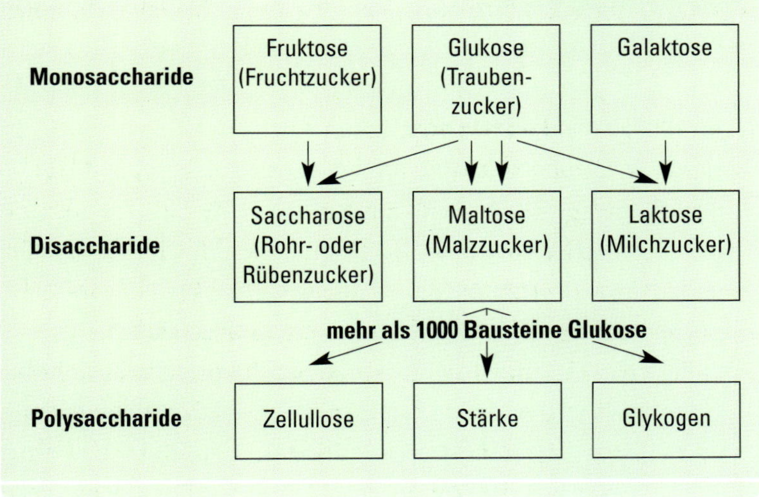

Die Verdauung der Kohlenhydrate

Die Bezeichnung einfache und komplexe Kohlenhydrate sagt allein noch nichts über ihre blutzuckersteigernde Wirkung aus, und an dieser Stelle muss ein weit verbreiteter Irrtum korrigiert werden: Früher hat man angenommen, dass bereits aufgrund der Molekülgröße einfache Kohlenhydrate (Zucker) schneller in den Blutkreislauf gelangen als komplexe Kohlenhydrate (Stärke), die erst durch Verdauungsenzyme in ihre Bausteine zerlegt werden müssen. In Wirklichkeit geht die Aufspaltung sehr rasch vonstatten, wenn die

Mehrfachzucker werden nicht langsamer verdaut als Einfachzucker, obwohl ihre größeren Moleküle erst noch aufgespalten werden müssen.

Kohlenhydrate erst einmal im Dünndarm angekommen sind. Die Kettenlänge hat also keinen Einfluss auf die Aufnahme ins Blut. Vergleichbare Mengen an Traubenzucker, Malzzucker und Stärke werden praktisch gleich schnell aufgenommen und erhöhen gleich schnell den Blutzucker. Diese Aussage gilt aber nur für die isolierten Nährstoffe. Als Bestandteil eines Lebensmittels ergeben sich andere Bedingungen. So können vor allem Ballaststoffe sowie das Vorhandensein anderer Nährstoffe – wie Fette und Proteine – die Magenentleerung und die Verfügbarkeit der Kohlenhydrate im Dünndarm beeinflussen. Man muss also die »Verpackungsfrage« berücksichtigen, das heißt, ob die Kohlenhydrate zusammen mit Fetten oder Ballaststoffen aufgenommen werden oder nicht. Durch Fett wird die Magenentleerung, also der Weitertransport des Nahrungsbreis in den Dünndarm, erheblich verzögert. So ist der Blutzuckeranstieg nach dem Verzehr von Eiscreme oder Schokolade im Vergleich zu fettarmen Süßigkeiten vermindert.

Wie schnell Kohlenhydrate verdaut werden, hängt auch davon ab, ob sie allein oder zusammen mit Fett oder Ballaststoffen aufgenommen wurden.

Die Kohlenhydrate in unserer Nahrung

Kohlenhydrate sind unsere Hauptenergiequelle. Weltweit stellen sie über 50 Prozent der benötigten Nahrungsenergie bereit. Den Löwenanteil machen dabei stärkereiche Getreideprodukte aus, seien es Brot, Reis oder Teigwaren. Diese Entwicklung begann vor gut 10 000 Jahren mit dem Ackerbau und der Sesshaftigkeit, als Getreide und viel später auch Kartoffeln auf dem Speiseplan auftauchten. Diese stärkereichen Produkte brachten im Vergleich zu Gemüse und Obst einen höheren Energiegehalt mit sich. Dadurch wurde eine kontinuierliche Nahrungsversorgung möglich. Das »jüngste« Produkt der konzentrierten Kohlenhydratenergie ist die Saccharose, die üblicherweise »Haushaltszucker« genannt wird. Sie wird aus Zuckerrohr oder Zuckerrüben gewonnen. Immerhin stammt heute schon mehr als die Hälfte der Saccharose in der Nahrung aus Zucker, der den Lebensmitteln zugesetzt wurde.

Ungünstige Kombination: Zucker und Fett

Während konzentrierte energiereiche Nahrung für körperlich schwer Arbeitende vorteilhaft ist, hat sie aufgrund des geringen Volumens und der geringen Sättigung und Nährstoffdichte (Vitamin-Mineralstoff-Kalorienverhältnis) für körperlich leicht Arbeitende eher Nachteile. So schlägt ganz besonders die Kombination aus fett- und zuckerreicher Ernährung bei gleichzeitigem Bewegungsmangel zu B(a)uche. Das Deutsche Institut für Ernährungsmedizin und Diätetik (D.I.E.T.) in Aachen zeigt auf, dass sich die Deutschen durchschnittlich pro Jahr mit 33 Kilogramm Zucker und 49 Kilogramm Fett belasten.

Ballaststoffen den Vorzug geben

Ein Kohlenhydratanteil von mindestens 50 Prozent der täglichen Kalorien entspricht den Empfehlungen der modernen Ernährungswissenschaft. Er ergibt sich aus der begrenzten Fettzufuhr auf maximal 30 Prozent und der optimalen Proteinzufuhr von rund 15 Prozent. Der hohe Anteil an Kohlenhydraten erfordert eine bewusste Auswahl. Laut Deutscher Gesellschaft für Ernährung (DGE) ist ein hoher Kohlenhydratverzehr empfehlenswert, sofern es sich bevorzugt um stärke- und ballaststoffhaltige Lebensmittel handelt, die gleichzeitig auch Vitamine, Mineralstoffe und sekundäre Pflanzenstoffe enthalten. Der den Lebensmitteln zugesetzte Zucker sowie ein hoher Verzehr von isoliertem Zucker und reiner Stärke setzen hingegen die Nährstoffdichte der Gesamtnahrung herab.

Ein weiterer Pluspunkt für Lebensmittel, die gleichzeitig stärke- und ballaststoffreich sind: Ihre energiespendenden Kohlenhydrate sind langsamer für den Stoffwechsel verfügbar. Das bedeutet einen gleichmäßigen Blutzuckerspiegel und längere Sättigung. Sportler sprechen in diesem Zusammenhang von Kohlenhydraten mit Langzeitwirkung. Wer zwei bis drei Stunden vor dem Sport eine ballaststoffhaltige Mahlzeit mit niedrigem GLYX wählt, unterstützt damit seine Ausdauer. Auch Diabetiker profitieren von dem dämpfenden Einfluss der Ballaststoffe auf den Blutzuckeranstieg.

Wenn Sie es gerne süß mögen, genießen Sie Obst – vor allem Äpfel und Beerenfrüchte sowie Aprikosen frisch oder getrocknet.

Was ist der GLYX?

Der GLYX (glykämische Index) berücksichtigt die blutzuckersteigernde Wirkung der verschiedenen Kohlenhydrate in Abhängigkeit von Art, Menge und Kombination mit anderen Nahrungsbestandteilen. Er ist also ein Maß für den Blutzuckeranstieg nach dem Essen. Die wissenschaftliche Abkürzung dafür lautet eigentlich GI, populärer ist jedoch die auch in unserem Buch verwendete Bezeichnung GLYX.

Der GLYX gibt an, wie der Blutzuckerspiegel nach dem Genuss eines bestimmten Nahrungsmittels ansteigt. Essen nach dem GLYX ist allen zu empfehlen, die sich gesund ernähren wollen.

Ursprünglich zur Ernährungsplanung für Diabetiker entwickelt, gewinnt der GLYX für die Fitnessernährung und bei der Gewichtskontrolle zunehmend an Bedeutung. Heute wird die Orientierung der Lebensmittelauswahl am GLYX als vernünftige Ernährung für jedermann propagiert. Probieren Sie die Ernährungsstrategie nach dem GLYX doch einfach aus. Schon nach wenigen Tagen werden Sie feststellen, dass Sie bei beruflichen und sportlichen Anforderungen besser drauf sind und länger mithalten können, sich nach Mahlzeiten anhaltend gesättigt fühlen und Heißhungerattacken und somit auch Gewichtsprobleme besser in den Griff bekommen. Schließlich bringt die Ernährung nach dem GLYX in der von mir überarbeiteten Form einen weiteren Vorteil mit sich: Die Qualität der Ernährung verbessert sich, das heißt, die Nährstoffdichte ist höher.

Hoher Blutzuckeranstieg nicht erwünscht

Das Konzept des GLYX wurde bereits 1981 von Dr. David Jenkins, Professor für Ernährungswissenschaft an der Universität Toronto, entwickelt. Es handelt sich dabei um eine Einteilung der Lebensmittel nach der Blutzuckerreaktion, die sie nach dem Genuss im Körper bewirken. Die Geschwindigkeit, mit der verschiedene kohlenhydrathaltige Lebensmittel den Blutzuckerspiegel erhöhen, kann erheblich variieren. Je höher der GLYX-Wert eines Lebensmittels, desto steiler und weiter steigt der Blutzuckerspiegel nach dessen Verzehr an. Entsprechend hoch ist die Blutzuckerspitze, also der höchste Wert, der erreicht wird.

Bei einem Lebensmittel mit niedrigem GLYX verläuft die Blutzuckerantwort gemäßigter, das heißt, Anstieg und Abfall des Blutzuckerspiegels halten sich in Grenzen. Die unterschiedliche Blutzuckerreaktion hat sowohl Einfluss auf den Insulinbedarf als auch auf die Regulation des Blutzuckerspiegels. Im Grunde kommt es bei dem GLYX-Konzept darauf an, wie die Insulinantwort nach dem Kohlenhydratverzehr ausfällt. Das Hormon Insulin senkt den Blutzuckerspiegel auf ein normales Maß ab. Ein schnell und hoch ansteigender Blutzuckerspiegel provoziert eine hohe Insulinausschüttung. Dabei gibt es eine einfache Beziehung: Lebensmittel mit einem hohen GLYX verursachen höhere Insulinspiegel als solche mit einem niedrigen GLYX. Nahrungsmittel mit einem hohen GLYX werden »hyperglykämisch« genannt, weil sie einen überhöhten Zuckerspiegel erzeugen und damit auch für zu viel Insulin im Blut sorgen.

Beim GLYX ist ein niedriger Wert erwünscht, weil dann der Blutzuckerspiegel nicht so hoch ansteigt und danach schnell wieder abfällt.

Im Sport gelten andere Gesetze

Eine Mahlzeit mit niedrigem GLYX, die etwa zwei Stunden vor dem Sport gegessen wird, versorgt uns langsam und kontinuierlich mit Energie. Unmittelbar vor dem Sport können ballaststoffreiche Gerichte mit niedrigem GLYX jedoch nachteilig sein. Ballaststoffe verzögern die Magenentleerung und die Kohlenhydratverdauung. Vor, während und nach dem Sport sind leicht verdauliche, schnell verfügbare Kohlenhydrate wie Zucker, Maltodextrin (ein Stärkeabbauprodukt) und lösliche Stärke – am besten in flüssiger Form – die bessere Lösung. Die Konzentration im Getränk darf wiederum nicht zu hoch sein, damit die Magenentleerung nicht verzögert wird. 10 Gramm Zucker oder 15 Gramm Maltodextrin oder Stärke sind sinnvoll, wenn das Getränk sowohl für Energienachschub sorgen als auch den Wasserverlust rasch wieder wettmachen soll. Lebensmittel mit einem hohen GLYX sorgen nach dem Sport für eine rasche Regenerierung, das heißt die Auffüllung entleerter Energiespeicher.

Mit ständig erhöhten Insulinspiegeln (= Hyperinsulinismus) sind langfristig eine verminderte Insulinwirksamkeit (= Insulinresistenz), Übergewicht – denn Insulin wirkt auch dem Fettabbau entgegen – sowie verschiedenen Stoffwechselstörungen (z.B. Diabetes-Typ-2) verbunden (siehe Seite 41).

Traubenzucker wirkt am stärksten

Der Nährstoff, der den größten Anstieg des Blutzuckers bewirkt, ist reine Glukose selbst, das heißt Traubenzucker. Er ist für den Stoffwechsel am schnellsten verfügbar. Deshalb wird der Glukose ein GLYX von 100 zugeordnet. Alle anderen Lebensmittel haben je nach Zusammensetzung, Verarbeitungsgrad (z.B. ganze Getreidekörner oder Mehl) und physikalischen Eigenschaften (z.B. Teilchengröße) sowie abhängig von Begleitstoffen wie Ballaststoffen, Protein oder Fett einen niedrigeren GLYX. Gemüse, Hülsenfrüchte, Vollkornprodukte und fruchtzuckerreiches Obst haben beispielsweise einen relativ niedrigen GLYX. Ausführliche Tabellen finden Sie auf den Seiten 70 bis 80. Der Verzehr dieser Lebensmittel bewirkt einen entsprechend niedrigeren Blutzuckeranstieg und gewährleistet einen gleichbleibenden Zuckerspiegel im Blut. Positiver Begleiteffekt neben der anhaltenden Sättigung ist der höhere Gehalt an lebenswichtigen Vitaminen, Mineralstoffen und sekundären Pflanzenstoffen.

Günstig sind Kohlenhydrate aus Obst, Gemüse, Hülsenfrüchten und Vollkornprodukten, denn sie haben einen niedrigen GLYX und eine hohe Nährstoffdichte.

Energie wird als Glykogen gespeichert

Die Transportform für Zucker im Blut ist die Glukose (Traubenzucker). Was nicht sofort benötigt wird, kann gespeichert werden. Die Speicherform der Glukose heißt Glykogen (= tierische Stärke) und kommt in Leber und Muskulatur vor. Bei Bedarf wird das Glykogen wieder zur Glukose abgebaut und steht dann dem Körper wieder als Energie zur Verfügung.

Wir müssen das Leber- und Muskelglykogen voneinander unterscheiden. Das Leberglykogen dient der schnellen Blutzuckerregulation, wenn der Blutzucker zwischen den Mahlzeiten abfällt. Der

Nährstoffe, auf die es ankommt!

Damit die Kohlenhydrate im Stoffwechsel richtig umgesetzt werden können, sind zusätzlich einige Mikronährstoffe nötig. Allen voran Vitamin B_1 (Thiamin) sowie die für die Insulinwirkung wichtigen Spurenelemente Zink und Chrom. Vitamin B_1 greift an mehreren Stellen in den Abbau der Kohlenhydrate ein. Lebensmittel wie Vollkornprodukte und Hülsenfrüchte liefern neben den Kohlenhydraten das »passende« Vitamin gleich mit, während es im Haushalts-, Trauben- und Fruchtzucker sowie in Weißmehlprodukten fehlt. Zink erhöht zusammen mit dem Spurenelement Chrom die Glukosetoleranz. Chrom gilt sogar als Schlüsselelement in der Zuckerverwertung und wird als Helfer des Insulins angesehen. Achten Sie deshalb auf die Nährwerthinweise in unseren Rezepten, die besonders günstige Nahrungsquellen für Vitamin B_1 und Zink ausweisen.

Blutzucker ist für eine konstante Versorgung der Gehirn- und Nervenzellen enorm wichtig. Davon ist die mentale Fitness abhängig. Bei Ausdauersport sorgen kohlenhydrathaltige Getränke für den richtigen Energieschub, auch für die »grauen« Zellen. Das kommt der Konzentrations- und der Koordinationsfähigkeit zugute.

Nicht nur für körperliche Anstrengungen, sondern auch für geistige Arbeit ist ein ausreichender und möglichst gleichmäßiger Blutzuckerspiegel wichtig.

Die Muskulatur ist ebenfalls in der Lage, Glukose als Glykogen zu speichern. Das Muskelglykogen dient als Energiereserve für körperliche Leistungen. Von einem hohen Glykogengehalt der Muskulatur profitieren alle Sportler, die Ausdauersport treiben. Das bezieht sich nicht nur auf die Wettkampfphase, sondern auch auf intensive und umfangreiche Trainingsbelastungen.

Kohlenhydrate eignen sich als Energiequelle für sportliche Höchstleistungen ebenso wie für lange Besprechungen. Fest steht auch, dass Kohlenhydrate mehr noch als für Muskelarbeit für jede Art der geistigen und nervlichen Beanspruchung die richtige Energiequelle sind – vorausgesetzt Dosis, Qualität und Timing der Kohlenhydratzufuhr stimmen.

Ideale Ernährung –

so sieht sie aus!

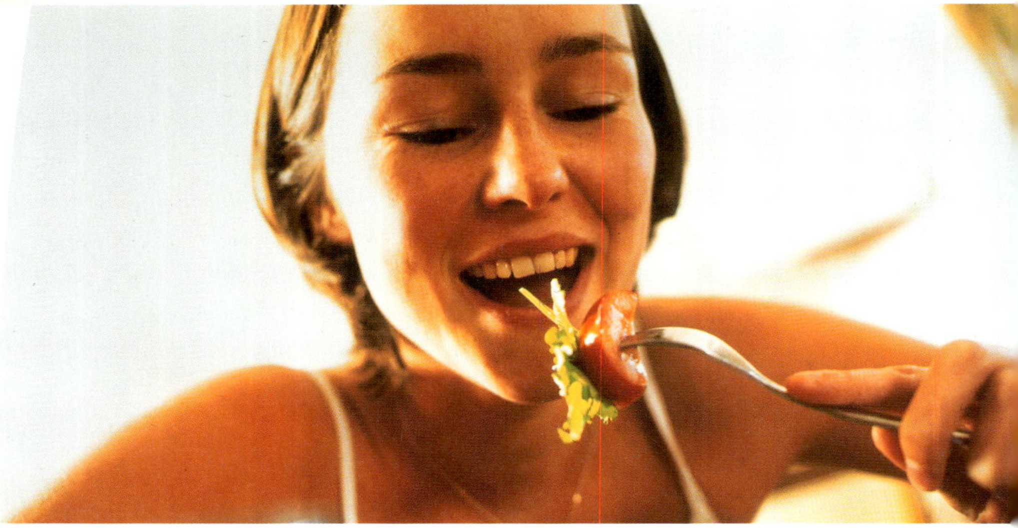

Fett macht fett! Diese Schuldzuweisung scheint die zeitgemäße Erklärung für das Massenproblem Übergewicht zu sein. Essen Sie weniger Fett und mehr Kohlenhydrate, dann werden und bleiben Sie schlank – so heißt es vielfach. Doch wie sieht es in Wahrheit aus?

»Low Fat« allein reicht nicht!

Die »Low-Fat-Diäten« haben die Kohlenhydrate in ein neues Licht gerückt. Sie sind nicht mehr als die Dickmacher verschrieen, sondern gelten als Fitmacher. Nun heißt es allgemein: Kalorienzählen ist out, Fett im Auge behalten und Kohlenhydrate schlemmen. In den großzügigen Freispruch sind alle Kohlenhydrate inbegriffen.

Kohlenhydrate nicht wahllos verzehren

Es ist aber offensichtlich, dass viele Menschen mit einer unkontrollierten Aufnahme von Kohlenhydraten nicht klarkommen. Es überrascht nicht, wenn gerade aus den USA, dem Land der Übergewichtigen und unzähligen Diätsensationen, kritische Stimmen laut werden. Es wird bezweifelt, ob Fettbeschränkung und pauschale Kohlenhydratfreiheit wirklich das Patentrezept gegen überflüssige Pfunde sind. Augenscheinlich hat die generelle Kohlenhydratfreigabe nicht allen Amerikanern eine schlanke Linie beschert. Wer wahllos Weißmehlerzeugnisse, Softdrinks, Eis und Snacks – auch wenn es sich dabei um Low-Fat-Varianten handelt – in sich hineinstopft, darf sich nicht über zusätzliche Kilos wundern.

Kohlenhydrate halten nur schlank, wenn sie ohne Fett daherkommen und überwiegend einen niedrigen bis mittleren GLYX haben.

Wie trügerisch Botschaften wie »Kohlenhydrate, so viel man will« sind, rechnet uns der Ernährungswissenschaftler Dr. Helmut Oberritter von der Deutschen Gesellschaft für Ernährung (DGE) vor: »Mit 200 Gramm Reispudding, 100 Gramm Crackern, 50 Gramm Gummibärchen, 100 Gramm Laugengebäck und einem Liter Limonade konsumiert man zwar keine 10 Gramm Fett, dafür aber über 2200 Kilokalorien!« Im Vergleich zu Vollkornprodukten, Gemüsen und Hülsenfrüchten fehlt bei den konzentrierten Kohlenhydraten die Sättigung.

Die Energiebilanz muss stimmen!

An dem obigen Beispiel wird deutlich: Eine Gewichtsabnahme ohne Berücksichtigung der Gesamtkalorien und ohne Unterscheidung der Kohlenhydrate kann nicht funktionieren. Genauso wie es falsch war, pauschal alle Kohlenhydrate als Dickmacher zu verteufeln, ist es ebenfalls nicht richtig, sie als Schlankmacher zu behandeln. Dabei ist es angebracht, auch gleich mit einem weiteren Mythos aufzuräumen: Zucker hat keinen größeren Einfluss auf den Blutzuckerspiegel als die meisten stärkehaltigen Lebensmittel wie Weißbrot oder Kartoffeln. So weisen Kartoffeln einen GLYX von 70 bis 80, Weißbrot 70 und mehr sowie Haushaltszucker (Saccharose) etwa 65 auf. Haushaltszucker schneidet in Bezug auf den GLYX deshalb günstiger ab, weil er zu 50 Prozent aus Fruktose (Fruchtzucker) besteht. Reiner Fruchtzucker hat einen GLYX von etwa 20. Mehr Informationen darüber bekommen Sie im Kapitel »Wie der GLYX ermittelt und beeinflusst wird« ab Seite 42. Doch kommen wir zurück zur Dickmacher-Diskussion. Wie so oft wird hier einmal wieder von einem Extrem ins andere gewechselt. Diesen Vorwurf müssen sich Ernährungswissenschaftler leider (zu) oft machen lassen. Schließlich darf auch bei der Jagd nach Fettaugen im Essen nicht übersehen werden, dass es lebensnotwendige Fettbestandteile gibt.

Verzichten Sie nicht völlig auf Fett, der Körper braucht ein wenig davon! Fischfette sind herzgesund, und Pflanzenöle liefern uns Vitamin E.

Insbesondere die einfach ungesättigten und die mehrfach ungesättigten Omega-3-Fettsäuren aus Oliven- und Rapsöl sowie aus fetthaltigem Meeresfisch sind für die Gesundheit wichtig. »Low Fat« heißt eben nicht »No Fat«! So laufen junge diätbeflissene Frauen, die beim Salat das Essig-Öl-Dressing weglassen, in der Regel Gefahr, Kandidatinnen für einen Vitamin-E-Mangel zu werden.

Fett gegen Kohlenhydrate

Wenn man weniger Fett und dafür mehr Kohlenhydrate isst, ergibt das eine geringere Kalorienzahl, ein höheres Nahrungsvolumen und damit verbunden verschiedene Vorteile für die Gesundheit. Denn Kohlenhydrate gelten als Fitmacher und Fette als Dickmacher.
Diese Argumentation hat dem Verzehr von bestimmten Kohlenhydraten einen enormen Vorschub geleistet, beispielsweise Nudeln, Reis, Brot, Müsli und Kartoffeln. Im ungünstigen Fall verleiten diese Nahrungsmittel aber zum erhöhten Fettverzehr, da sie häufig mit fettreichen Saucen oder Brotbelag verzehrt werden.

Mehr statt weniger essen?

Allein durch einen vermehrten Verzehr von Gemüse und Obst würde man nicht den gewünschten Kohlenhydratanteil in der Ernährung (55 bis 60 Prozent der täglichen Kalorien) erreichen. Die Annahme, man könne so viel Kohlenhydrate allein in Form von Vollkornprodukten, Hülsenfrüchten, Kartoffeln, Gemüse und Obst essen, ist illusorisch. Anwender der von mir mit entwickelten kohlenhydratbetonten »fit-FOR-FUN-Diät« stellen bereits bei 1500 Kilokalorien fest: »So viel schaffe ich gar nicht. Das ist ja die erste Diät, bei der ich mehr essen muss, als ich bisher gewohnt war.«

Welche Kohlenhydratmenge ist realistisch?

Es ist richtig, wer nicht weniger, sondern mengenmäßig sogar mehr essen möchte, um trotz Diät gut gesättigt zu sein, profitiert vorzüglich von den voluminösen Gemüse-, Vollkorn- und Hülsenfruchtgerichten. Etwas anders stellen sich die Verhältnisse bei einer täglichen Energieaufnahme im Bereich von 2000 bis 3000 Kilokalorien dar. Da wird das hohe Kohlenhydratmaß erst durch zusätzlichen Verzehr von konzentrierten Kohlenhydratträgern wie zucker- und stärkereichen Lebensmitteln möglich. Diese Lebensmittel haben aber teilweise einen höheren GLYX und oft eine geringe Nährstoffdichte an Vitaminen, Mineralstoffen und sekundären Pflanzenstoffen.

Daher ist es besser, sich mit »gesunden« Kohlenhydraten auf das Machbare – etwa im Bereich von 45 bis 50 Energieprozent – zu beschränken und die isolierten Zucker- und Stärkeprodukte einzuschränken. Zum Ausgleich könnte dann der Proteinanteil mit gut 20 Prozent etwas höher ausfallen, wobei die Fette 30 Energieprozent nicht überschreiten sollten.

Das richtige Nährstoffverhältnis finden

Die Frage nach dem optimalen Maß an Kohlenhydraten kann nicht pauschal beantwortet werden. Ein sportlich aktiver Mensch mit hohem Energie- und Kohlenhydratumsatz steckt Zucker und Stärke ganz anders weg als ein Bewegungsmuffel mit einer überwiegend sitzenden Tätigkeit. So muss eine »kohlenhydratempfindliche« Person gleichzeitig kohlenhydrat- und fettbewusst essen.

Wir werden uns deshalb mit individuellen Stoffwechselbedingungen und vor allem mit dem Phänomen des Hyperinsulinismus und der so genannten Insulinresistenz noch genauer befassen (siehe Seite 33 bis 34).

Bei hohem Kalorienbedarf kann der Richtwert von 55 bis 60 Prozent der täglichen Kalorien ausschließlich mit gesunden Kohlenhydraten gar nicht erreicht werden.

Mit dem Stoffwechselerbe leben

Aufgrund unserer Gene sind wir an ein aktives Leben mit knappem Nahrungsangebot eher angepasst als an ein Leben im Nahrungsüberfluss. Unser Erbe aus der Steinzeit ist im westlichen Wohlstand mehr hinderlich als nützlich. Wir nennen solche für das Überleben in Notzeiten gut ausgerüsteten Menschen »gute Futterverwerter«. Heutzutage wird der »schlechte Futterverwerter« verständlicherweise beneidet. Der »gute Futterverwerter« kann sein genetisches Erbe am besten durch mehr Bewegung ausgleichen.

Das Kalorienzählen ohne vermehrte körperliche Aktivität reicht für eine dauerhafte Gewichtsreduktion nicht aus.

Übergewicht – eine Bewegungsmangelkrankheit?

Bei der ganzen Diskussion um die Volkskrankheit Übergewicht wird ein entscheidener Faktor immer noch zu wenig herausgestellt und beachtet: das Missverhältnis zwischen Gesamtenergiezufuhr und körperlicher Aktivität. Ohne zusätzliche Bewegung hat deshalb keine Diät einen Dauererfolg.

Nicht die Umstellung auf den Ackerbau vor zirka 10 000 Jahren, der als Beginn der »Kohlenhydratmast« gesehen wird, stellt die schicksalhafte Weiche für Übergewicht und Zivilisationskrankheiten dar. Es ist vor allem die unselige Kombination aus allgemeinem Nahrungsüberfluss und zunehmendem Bewegungsmangel in den letzten 100 bis 200 Jahren. Schließlich hat auch das Nahrungsangebot deutliche Veränderungen erfahren. Aus Sicht der Ernährungswissenschaft ist es unstrittig, dass die Verringerung des Fettverzehrs eine wichtige Maßnahme ist, um die Kalorien zu reduzieren und die Aufnahme anderer Nährstoffe zu erhöhen. Das gilt auch für den Zucker in Lebensmitteln, der die Energiedichte (den Kaloriengehalt) erhöht und gleichzeitig die Nährstoffdichte (= Verhältnis von Vitaminen und Mineralstoffen zu den Kalorien) herabsetzt.

Zum besseren Verständnis: Haushaltszucker, der ausschließlich aus dem Kohlenhydrat Saccharose besteht, hat eine Nährstoffdichte von Null. Vereinfacht spricht man von »leeren« Kalorien. Erdbeeren und Brokkoli haben vergleichsweise wenig Kalorien, also eine niedrige Energiedichte, sie sind jedoch gleichzeitig reich an Vitaminen und Mineralstoffen und haben demzufolge eine hohe Nährstoffdichte.

Nach wie vor gilt, dass die gesamte Energieaufnahme – und nicht das Fett allein – in Relation zum Energieverbrauch die Figur bestimmt. Man muss die Energieaufnahme im Auge behalten und mit regelmäßiger Bewegung in Einklang bringen. Dabei darf man nicht nur durch die Kalorienbrille blicken und muss die Qualität der Kohlenhydrate und Fette stärker berücksichtigen.

Kohlenhydrate sind umso mehr Fitmacher, falls sie in der richtigen Begleitung, das heißt mit Ballaststoffen, Proteinen, Vitaminen und Mineralstoffen, daherkommen. Auswahl- und Qualitätskriterium dafür sind der GLYX und die Nährstoffdichte (siehe Tabellen Seite 70 bis 80). Lebensmittel mit hohem Zuckergehalt und solche mit isolierter Stärke sollten also vermehrt durch Gemüse, Obst, Hülsenfrüchte und Vollkornprodukte ausgetauscht werden.

Um gesund abzunehmen und schlank zu bleiben, sollten Sie nicht nur durch die Kalorienbrille blicken, sondern auch die Qualität der Kohlenhydrate und Fette im Auge behalten.

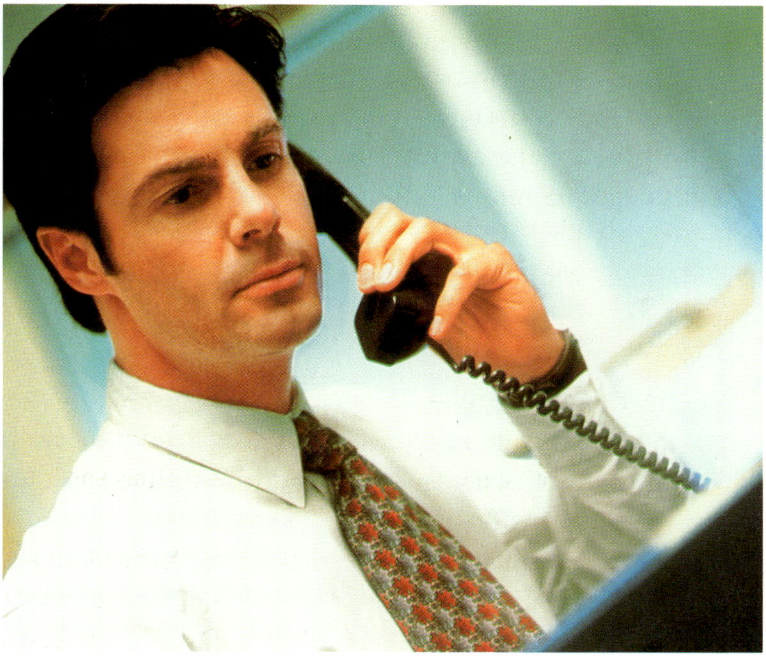

Die ständige Schreibtischarbeit im Büro verlangt am Feierabend nach einem Ausgleich in Form von regelmäßigem Sporttreiben.

Was weiß die Ernährungswissenschaft heute?

Diäten erleben Auf und Abs. Die kohlenhydratfeindliche Punkte-Diät und die Atkins-Diät wurden abgelöst von der kohlenhydratfreundlichen Antifettkampagne. Dieser Wandel wurde in den USA vom Sporternährungsexperten Robert Haas («Eat to win«) ausgelöst. Während sich in der Ernährungswissenschaft die Euphorie der Kohlenhydratbewegung hält, verstummen die Kritiker nie ganz. Zwischen der Atkins-Diätrevolution 1972 bis hin zur »Neuen Atkins Diät« 1999 und dem provozierenden Buchtitel »Leben ohne Brot« von Dr. Lutz liegt eine Fülle von Ratgebern zur eingeschränkten Kohlenhydratzufuhr vor. So rät der Franzose Michel Montignac unter Berücksichtigung des GLYX und der französischen Küche in seinem Buch ausdrücklich zum »Essen gehen und dabei abnehmen«.

Leben ohne Brot?

Leben ohne Brot! Treffender kann eine kohlenhydratarme Ernährung nicht beschrieben werden. Da Brot und Getreideprodukte für eine Fülle an Kohlenhydraten stehen, wird der Lebensmittelpyramide (siehe Seite 83), dem aktuellen Modell einer ausgewogenen Ernährung, mit diesem Prinzip praktisch der Boden entzogen. Getreideprodukte und Kartoffeln sind das solide Fundament einer kohlenhydratbetonten Ernährung. Zusammen mit Gemüse und Obst stellen diese Lebensmittel den Hauptanteil der Nahrung. In der sich nach oben verjüngenden Lebensmittelpyramide folgen dann proteinreiche Lebensmittel und schließlich Fetthaltiges und Süßes, wovon entsprechend weniger gegessen werden soll.

Die aktuelle Empfehlung der Lebensmittelpyramide propagiert Kohlenhydrate als das Fundament gesunder Ernährung.

Der österreichische Arzt Dr. Lutz schreibt den Kohlenhydraten eine zentrale Rolle bei der Ausbreitung von Zivilisationskrankheiten zu. Genauer: Das Übermaß an Kohlenhydraten in der Ernährung – seit Beginn des Ackerbaus – ist seiner Meinung nach Auslöser und Wegbereiter vieler Erkrankungen, auch für Übergewicht.

Die Kohlenhydratmast der Nutztiere

Schon vor 200 Jahren fragte man sich: Sind die Kohlenhydrate Dickmacher?

Eine kohlenhydratarme Ernährung zur Behandlung von Übergewicht wird schon seit langem gefordert. So schrieb der französische Feinschmeckerpapst Anthelme Brillat-Savarin (1755 bis 1826): »Die zweite (neben der Veranlagung) und hauptsächlichste Ursache der Fettleibigkeit sind Mehl und Stärke, auf denen die tägliche Nahrung des Menschen beruht (...). Alle Tiere werden fett, die von mehlhaltigen Stoffen leben, ob sie wollen oder nicht, und auch der Mensch unterliegt diesem allgemeingültigen Gesetz.«
Weil Tiere, z. B. Schweine, bei Kohlenhydratmast schnell Fett ansetzen, hielt sich hartnäckig die Meinung, Kohlenhydrate seien die »Dickmacher Nr. 1« – und man denke auch an das »Nudeln« der Gänse für die begehrte Gänsestopfleber! Prinzipiell ist auch beim Menschen eine Umwandlung von Kohlenhydraten in Fett möglich. Doch im Vergleich zum Mastvieh laufen die Stoffwechselgesetze etwas anders. Vor allem sind dafür viel höhere Mengen an Kohlenhydraten erforderlich. So kommt es beim Erwachsenen erst durch Verzehr von mehr als 400 bis 500 Gramm Kohlenhydrate pro Tag zu einer gesteigerten Neubildung von Fettsäuren, die dann im Fettgewebe gespeichert werden. Demzufolge macht also die kalorienträchtige Kombination aus reichlich Fett mit Kohlenhydraten wie Stärke und Zucker das eigentliche Mastprogramm aus. Diese unheilige Allianz steht jeglichem Bemühen um eine schlanke Linie im Wege.

Zucker- und Fett-Fallen

Der bewegungsarme Sitzmensch mit Bürojob erleidet täglich wahre Kalorienalpträume in Form der allgegenwärtigen Zucker-Fett-Verführer. Paradebeispiele sind diverse Backwaren, Snacks, Knabbereien, Süßigkeiten, Pizza, Pommes frites, Chips, Flips, Schokoriegel, Eis und Co. Nicht zuletzt aus Bequemlichkeit und Zeitmangel finden sie so leicht den Weg in unsere Mägen und auf die Hüften.

Zurück zu den Wurzeln: die Steinzeitdiät

Die Gegner von reichlich Kohlenhydraten auf dem Speiseplan entwerfen ein geradezu romantisches Bild der Ernährungsbedingungen im Steinzeitalter. Für die weitaus längste Zeit seiner Ernährungsgeschichte standen dem Menschen als Jäger und Sammler abgesehen von Blättern, Wurzeln und Beerenfrüchten für seine Ernährung in erster Linie Fleisch (Protein) und Fett zur Verfügung. An diese Kost hat sich der menschliche Stoffwechsel nach und nach angepasst. Die relativ kurze Zeitspanne, innerhalb derer mehr und mehr kohlenhydratreiche Kost auf den Teller kam, reichte nicht aus, um den Stoffwechsel auf diese Veränderung in der Ernährung einzustellen.

Ist unser Stoffwechsel noch auf das Leben in der Steinzeit eingestellt?

Unsere Urahnen aßen eine Diät, die ihr Insulin in Schach und den Blutzuckerspiegel stabil hielt, die ohne Getreide und Zucker niedrig im Kohlenhydratgehalt war. »Mit entsprechend niedrigem GLYX« – würden wir heute sagen. Sie lebten aktiv, hatten aber auch Zeit zu Rast und gelegentlichem Gelage. Alles in allem beugte ihr Lebensstil genau den insulinbedingten Gesundheitsproblemen vor, mit denen wir uns heute herumschlagen. Hinzu kam eine hohe, vor Freien Radikalen schützende Antioxidanzienaufnahme aus Beeren, Samen und Nüssen. Schließlich war auch die Fettqualität der Steinzeitdiät der unserer heutigen Ernährung überlegen, bedingt durch die günstige Fettsäurenzusammensetzung bei Wildfleisch und Fisch. Fest steht: Dem Fettstoffwechsel und der Fettqualität kommt eine viel größere Bedeutung zu, als es sich heute in der stark vereinfachten Botschaft »viel Kohlenhydrate, wenig Fett« ausdrücken lässt. In der Steinzeit lag vor allem ein ideales Verhältnis von Omega-6- zu Omega-3-Fettsäuren vor.

Die Balance der Fettsäuren

Zwei Fettsäure-Familien greifen in vielfältiger Weise regulierend in das Stoffwechselgeschehen ein. Am bekanntesten ist die Linolsäure, eine zweifach ungesättigte Omega-6-Fettsäure, die in den meisten Pflanzenölen und Getreidekeimen vorkommt. Zur Omega-

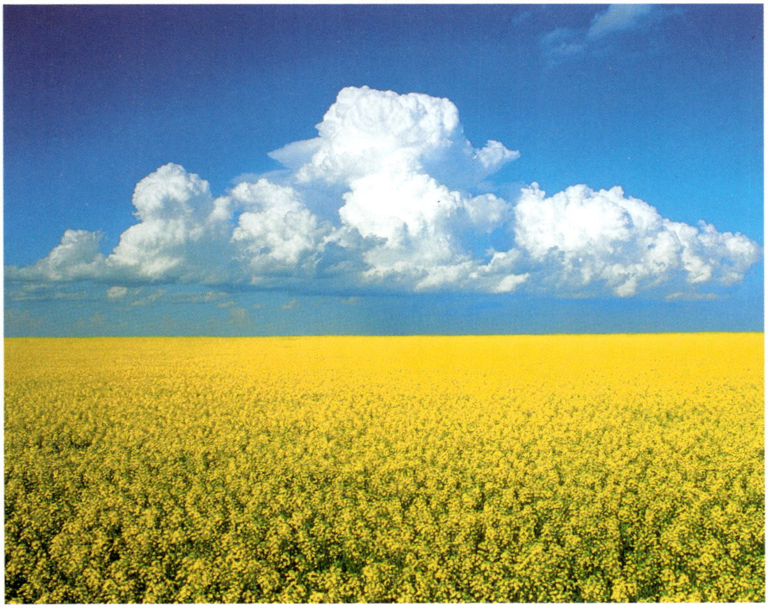

Rapsöl wird aus der heimischen Rapspflanze gewonnen. Das Öl gehört zu den ausgesprochen gesundheitsfördernden Speiseölen in der Küche, und sein Anteil an einfach ungesättigten Fettsäuren ist sehr hoch.

3-Familie gehören die mehrfach ungesättigten Fischfettsäuren mit den Fachnamen Eikosapentaensäure (EPA) und Dokosahexaensäure (DHA). In pflanzlichen Lebensmitteln – insbesondere Lein- und Rapsöl sowie in Walnüssen – kommt eine pflanzliche Omega-3-Fettsäure vor, die alpha-Linolensäure.

Beide Fettsäure-Familien sind lebensnotwendig und für unsere Gesundheit unverzichtbar. Damit sie aber unsere Gesundheit stärken, müssen die Fettsäuren in einem bestimmten Verhältnis zueinander aufgenommen werden. Und gerade die richtige Balance der beiden Fettsäure-Familien ist uns verloren gegangen.

Steinzeitdiät: ideales Verhältnis der Fettsäuren

Die Steinzeitdiät garantierte ein geradezu ideales Omega-6- zu Omega-3-Verhältnis von 1 : 1. In der heutigen Nahrung liegt es hingegen bei 20 bzw. 25 : 1. Aktuellen Ernährungsempfehlungen zufolge sollte zumindest eine Relation von 5 : 1 erreicht werden. Dazu muss man den Überhang der Linolsäure (z. B. aus Sonnenblumenkern-, Distelöl und Diätmargarine) zugunsten der einfach un-

Für ein gesundes Gleichgewicht der Fettsäuren sollten Sie verstärkt Meeresfische, Lein- und Rapsöl, Walnüsse und Olivenöl einplanen.

gesättigten Fettsäuren (z. B. aus Oliven- und Rapsöl) abbauen. Weiterhin gehören mehr pflanzliche und maritime Omega-3-Fettsäuren aus Leinöl, Rapsöl, Leinsamen, Walnüssen und fetthaltigen Meeresfischen auf den Speiseplan. Die allseits geforderte Fetteinsparung beim Essen sollte sich dagegen auf gesättigte tierische und (teil-)gehärtete pflanzliche Fette beziehen.

Eine gesunde Fettbalance ist insbesondere für Herz und Kreislauf unerlässlich. In der Steinzeitdiät stimmte das Verhältnis noch. Wildpflanzen und das Fett der Wildtiere enthielten die heute eher knappen Omega-3-Fettsäuren. Und wo Fisch traditionell den Speiseplan bereichert hat, kam eine gute Omega-3-Quelle hinzu. Aus dem Gleichgewicht geriet das Fettsäure-Verhältnis in unserer Nahrung erst, als unsere Vorfahren sesshaft wurden und ihre Nahrung durch Ackerbau und Tierhaltung gewannen. Getreide als Futtergrundlage führte dazu, dass das Fleisch und die Eier der landwirtschaftlichen Nutztiere deutlich weniger Omega-3-Fettsäuren enthielten. Die moderne Speiseölgewinnung bevorzugt linolsäurereiche Öle (Distelöl, Sonnenblumenkernöl etc.). Der figurbewusste Esser von heute vermeidet pauschal jegliches Fett. Er schaltet damit oft auch die wichtigsten Omega-3-Fettsäurenquellen aus, indem er nur mageren Fisch isst.

Praxistipp: Genießen Sie mindestens zweimal wöchentlich Meeresfische wie Sardinen, Makrelen, Hering und Lachs, und geben Sie zum täglichen Salat Oliven- oder Rapsöl.

Fischfette – gut fürs Gehirn

Ein europäischer Arbeitskreis über die ursprüngliche Ernährung und ihre Bedeutung für die Entwicklung des Menschen brachte 1998 ein weiteres wichtiges Ergebnis zutage: Omega-3-Fettsäuren sind unerlässlich für die optimale geistige Entwicklung. Besonders faszinierte die Teilnehmer daran, dass das, was vor Hunderttausenden von Jahren Gültigkeit hatte, auch heute richtig ist. Wissenschaftler gehen davon aus, dass sich die ersten Menschen in Ostafrika an den Seeufern des Rift Valley entwickelten. Sie ernährten sich hauptsächlich von Fisch, der reich an lebenswichtigen mehrfach ungesättigten Omega-3-Fettsäuren war. Diese Fettsäuren waren mitverantwortlich dafür, dass sich vor etwa zwei Millionen Jahren der

Fischfette unterstützen die Diät

Eine aktuelle australische Ernährungsstudie hat gezeigt, dass Omega-3-Fettsäuren aus Fisch sich im Rahmen einer Reduktionsdiät ausgesprochen günstig auf den Blutzuckerhaushalt und die Insulinresistenz (siehe Seite 33 bis 34) auswirken. Es lohnt sich also, neben der Beachtung des GLYX und bei an sich fettbewusster Ernährung vermehrt Gerichte mit Meeresfischen auf den Tisch zu bringen. Lassen Sie sich von den Rezepten mit Fisch und Meeresfrüchten in diesem Buch anregen.

»wissende« Mensch entwickelte, der so genannte »Homo sapiens«. Die Leistungsfähigkeit seines Gehirns nahm zu, weil sich seine Nahrungsqualität durch den hohen Gehalt an Omega-3-Fettsäuren verbesserte.

Darin sind sich alle einig: Neben reichlich Gemüse und Obst im Sinne der aktuellen Kampagne »5 am Tag«, die den Verzehr von fünf Portionen Gemüse und Obst täglich empfiehlt, sollte mindestens zweimal wöchentlich Meeresfisch auf den Tisch kommen.

Essen nach dem Speiseplan der Natur

Immer wieder wird die Entwicklungsgeschichte der Ernährung strapaziert, um herauszufinden, ob der Mensch in erster Linie ein Pflanzen- oder Fleischesser gewesen sei. Dabei kann man durchaus davon ausgehen, dass der Mensch und seine Vorfahren während der gesamten Evolution Allesesser (Omnivoren) waren. Die Ernährung ist im Wesentlichen von der jeweiligen Region und unterschiedlichen Nahrungsverfügbarkeit abhängig. Bevor der Mensch hungert oder verhungert, verzehrt er alles für ihn Essbare. Das zur natürlichen Ausrüstung und Überlebensfähigkeit des Menschen gehörende Genmaterial erlaubt eine vielseitige Anpassung. Auch heute noch gibt es Naturvölker, von denen manche ausschließlich pflanzliche, andere fast ausschließlich tierische Nahrung verzehren.

Unser genetisches Programm erlaubt uns, grundsätzlich alles zu essen. Ob der Schwerpunkt auf tierischer oder pflanzlicher Nahrung liegt, ließ die Natur uns offen.

Stärkekohlenhydrate auf dem Vormarsch

Der systematische Anbau von Nahrungspflanzen begann vor etwa 10 000 Jahren. Diese Entwicklung hat sich allmählich angebahnt, da die Menschen auch schon vorher stärkehaltige Nahrungsmittel sammelten und aßen. Durch den gezielten Anbau erfolgte eine Verschiebung hin zu Nahrungsmitteln mit konzentrierter Kohlenhydratenergie – vor allem Getreide. Sehr viel später kam dann die Kartoffel hinzu. Kartoffeln waren eine wirkliche Novität auf dem Speiseplan. Der vermehrte Verzehr von Stärke brachte eine höhere Energiedichte mit sich; die gleiche Menge Nahrung enthielt also mehr Kalorien. Die pflanzliche Nahrung war zuvor weniger konzentriert und stattdessen sehr voluminös. Getreide wurde zum beliebten Lebensmittel. Seine geschmacklichen Vorzüge lassen sich durch Kochen, Rösten und Backen noch steigern. Demzufolge wurde Getreide so attraktiv, dass sich Menschen in der Nähe von Getreidefeldern niederließen und ihr Nomadenleben aufgaben. Bis heute gehören Lebensmittel auf Getreidebasis zu den beliebtesten.

Trotz mancher Unverträglichkeit: Milch und Getreide sind wichtige Grundnahrungsmittel. Nur wer sie nicht verträgt, muss verzichten.

Warum vertragen einige Menschen manches nicht?

Auf diese Frage kann die Ernährungsgeschichte eine Antwort geben. In Mitteleuropa liegen der Beginn des Ackerbaus und der Genuss von Milch aus Tierhaltung höchstens 6000 Jahre zurück. Dies entspricht etwa 200 Generationen und gilt als zu kurze Zeit für eine vollständige genetische Anpassung. Beispiele für die ungenügende Anpassung an sehr »junge« Nahrungsmittel sind die Milchzuckerintoleranz und die Unverträglichkeit auf das Getreideprotein Gluten. Die Glutenintoleranz führt dazu, dass die Betroffenen Weizen, Roggen, Gerste und Hafer nicht vertragen. Daraus soll aber nicht der Schluss gezogen werden, dass Milch und Getreide generell schlechte Lebensmittel sind. Es gibt allerdings Menschen, die diese an sich wertvollen Lebensmittel aufgrund von persönlichen Unverträglichkeiten nicht verzehren können oder den Konsum stark einschränken müssen. Was dem einen von Nutzen ist, kann dem anderen durchaus schaden.

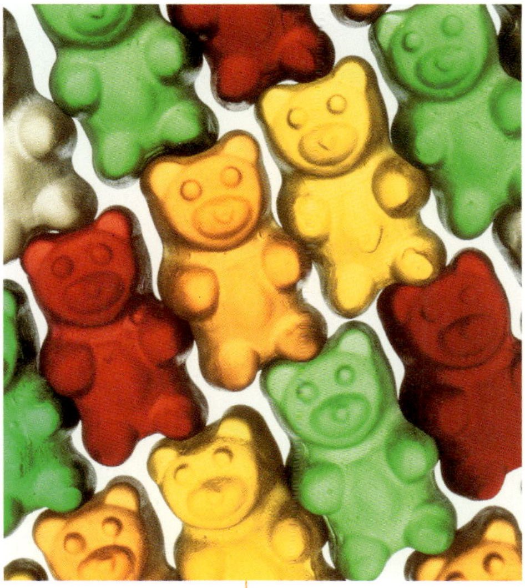

Das »süße« Zeitalter bricht an

Die gravierendste Änderung unserer Ernährung brachte die Industrialisierung mit sich. Davon waren Arbeits- und Lebensbedingungen sowie Lebensmittelproduktion und Nahrungsangebot betroffen. Besonders die Zuckerindustrie mit ihren süßen Verführungen wurde alsbald zum »Feindbild« einer gesunden Ernährung. Es ist richtig: Der Mensch mag es süß. Doch früher war Zucker ebenso wie Honig ein kostbares Gewürz. Heute müssen wir durch die ständige Verfügbarkeit und die reichliche Zuckerverwendung an eine vernünftige Dosierung und an ein Geschmackstraining appellieren.
Versuchen Sie daher ein übertriebenes Süßbedürfnis allmählich zu reduzieren – Zuckeraustausch- und Süßstoffe sowie Honig inbegriffen.

Wer als Kind mit Süßigkeiten belohnt wird oder sie als Trostpflaster isst, wird auch später häufig danach greifen.

Was sich wirklich verändert hat

Es ist eine Tatsache, dass an die Stelle einer ballaststoffreichen Kost in relativ kurzer Zeit eine kalorienreiche und stark verarbeitete Nahrung getreten ist. Das äußert sich in höheren Fett-, Zucker- und Stärkeanteilen in unserer Ernährung. Für die genetische Anpassung an eine solche Änderung des Speiseplans ist der Zeitraum von 200 Jahren unbedeutend. Wir können und müssen das Rad der Zeit allerdings nicht zurückdrehen. Und wer will und kann schon bei einem Bürojob täglich zwei Kilogramm Pflanzenkost verdrücken? Doch hat es selbstverständlich nicht nur »schlechte« Entwicklungen durch die Lebensmittelindustrie gegeben, denken Sie z. B. an die Vorzüge der Tiefkühlkost. Damit ist es möglich, das ganze Jahr über Frische auf Vorrat zu garantieren – fast schon eine unerlässliche Voraussetzung für den regelmäßigen und gewünscht hohen abwechslungsreichen Verzehr von Gemüse und Meeresfisch.

Kohlenhydrate – geliebt und verteufelt

Statt die Vor- und Nachteile des modernen Lebensmittelangebots weiter zu diskutieren, wollen wir die Frage untersuchen, was den Trendnährstoff Kohlenhydrate bei einigen Ernährungsexperten in Misskredit gebracht hat.

Die einseitige Atkins-Diät ist kein längerfristiges Ernährungsprogramm: Fast ausschließlich tierische Lebensmittel sind erlaubt.

Die ketogene Diät

Paradebeispiel einer extrem kohlenhydratarmen Kostform ist die Atkins-Diät. Im Gegensatz zum österreichischen Arzt Dr. Lutz, der seine kohlenhydratarme Kost auf zirka 72 Gramm Kohlenhydrate beschränkt, senkt Dr. Atkins – zumindest während der so genannten Anfangsphase – die Kohlenhydrate auf nur 20 Gramm pro Tag ab. Damit sind neben den tierischen protein- und fettreichen Lebensmitteln wie Fleisch, Fisch, Meeresfrüchte, Ei und Käse zusätzlich nur Salate, Gemüse, Pilze und Küchenkräuter erlaubt. Während der Einstiegsphase muss auf Brot, Getreideprodukte, Kartoffeln, Obst sowie auf alle Zucker vollkommen verzichtet werden.

Nachdem die Kohlenhydrataufnahme auf ein Niveau gebracht ist, bei dem dieser Brennstoff den Energiebedarf nicht mehr decken kann, muss der Körper eingelagertes Fett verbrennen. Die Energiegewinnung des Körpers läuft jetzt verstärkt über die so genannte Lipolyse (Fettaufspaltung) ab. Doch die Umwandlung von Fett in Energie ist bei unzureichender Kohlenhydratzufuhr gewissermaßen kurzgeschaltet. Das Ergebnis des unvollständigen Fettabbaus sind Ketonkörper. Diese Stoffwechselprodukte haben der Diät auch ihren Namen gegeben. Aus dem Hunger- und Fastenstoffwechsel wissen wir, dass das Gehirn nach kurzer Anpassungszeit einen Teil seines Energiebedarfs mit Ketonkörpern bestreiten kann. Der Körper hat aber für den größten Teil der Ketonkörper keine Verwendung und muss sie über die Nieren ausscheiden. Im Urin können sie dann nachgewiesen werden.

Pro und Kontra Atkins-Diät

Kaum ein Diätkonzept hat so viel Widerstand heraufbeschworen wie das der ketogenen Atkins-Diät. Sie wurde zum Feindbild der Kohlenhydratwelle. Prof. Hans Hauner vom Diabetes Forschungsinstitut in Düsseldorf fasste die Kritik aus Sicht der Ernährungsmedizin wie folgt zusammen: »Atkins widerspricht allen Empfehlungen der modernen Ernährungswissenschaft und ist nicht nur bei uns, sondern auch in den USA ein Außenseiter.« Psychologisch gesehen handelt es sich bei der Atkins- ebenso wie bei der Lutz-Diät um attraktive Konzepte. Im Gegensatz zu vielen anderen Diäten werden Fette und Proteine »freigegeben«. Es wird langfristig eher weniger gegessen, da die kohlenhydrathaltigen Lebensmittel gestrichen werden. Außerdem sorgen die für die Atkins-Diät typischen Ketone ähnlich wie das Fasten dafür, dass der Hunger unterdrückt wird.

Reizvoll erscheint die Freigabe von Fetten und Proteinen bei dieser Diät, weil diese oft mit dem Schlemmen assoziiert werden – denken Sie etwa an die Weihnachtsgans.

Den beiden prominentesten Vertretern kohlenhydratarmer Kostformen folgen Konzepte, die die Kohlenhydrate nicht grundsätzlich einschränken, sondern ihre unterschiedliche Blutzuckerwirksamkeit berücksichtigen. Sowohl der französische Diätautor Michel Montignac als auch seine amerikanischen Kollegen, die das so genannte Zucker-Knacker-Konzept propagieren, orientieren sich bei ihren Ernährungsvorschlägen am GLYX. Insbesondere soll eine zu starke Stimulierung der Insulinausschüttung vemieden werden.

Probieren geht über Studieren

Dr. Atkins empfiehlt eine 14-tägige Einstiegsdiät, um herauszufinden, wie die strengste Form der Kohlenhydratbeschränkung auf den Organismus wirkt. Ratsam ist ein ärztlicher Check vor und nach der Diät. Dadurch können eventuelle Erfolge dokumentiert und die richtige Anwendung gesichert werden. Ich persönlich rate jedoch Kindern, Schwangeren und Stillenden, Senioren, Leistungssportlern und Menschen mit Nierenerkrankungen sowie anderen schweren Stoffwechselkranken von einer Atkins-Diät ab.

Insulin – Dirigent und Speicherhormon

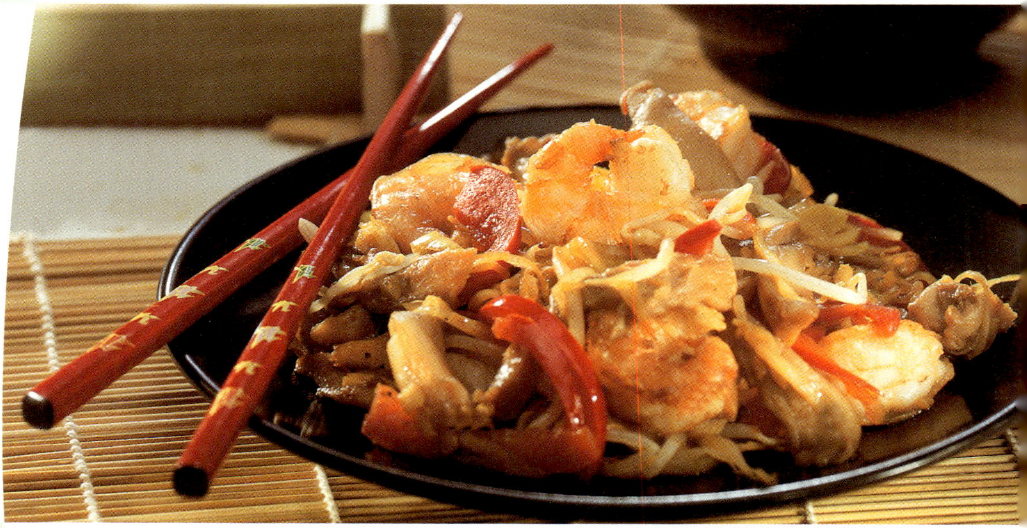

Bringt man die Aussagen der Gegner einer pauschalen Freigabe der Kohlenhydrate überspitzt auf den Punkt, dann ist es gleichgültig, was wir essen, solange die Insulinproduktion niedrig und damit unser Hormonhaushalt im Gleichgewicht gehalten wird.

Wie wirkt das Insulin?

Das Speicherhormon Insulin wird von den so genannten Inselzellen in der Bauchspeicheldrüse gebildet. Seine Aufgabe im Körper ist es, die Zellen quasi für den Zuckereintritt aus dem Blutkreislauf aufzuschließen. Man kann auch sagen, das Insulin bringt die Energie in

Form von Glukose in die Zellen. Schließlich ist die Zelle der Ort der Zuckerverwertung, das heißt sowohl der Energiegewinnung als auch der Energiespeicherung. Wenn nun der Zuckergehalt im Blut nach zucker- und stärkehaltigen Mahlzeiten ansteigt, wird Insulin ausgeschüttet. Sie wissen bereits, dass Lebensmittel mit einem hohen GLYX viel Insulin benötigen. Es erfolgt also eine schnelle Freisetzung großer Mengen des Hormons, das den Blutzuckerspiegel wieder senkt, indem es dafür sorgt, dass der Zucker aus dem Blut in die Zellen wandern kann. Nachteilig wirkt sich aus, dass dadurch der Blutzuckerspiegel schnell und (zu) stark abgesenkt werden kann. In diesem Zustand eines Blutzuckerabfalls und vorübergehender Unterzuckerung (»Hypoglykämie«) können Konzentrationsschwäche, Reizbarkeit, Heißhunger und Erschöpfung auftreten. Das Verlangen nach schnell verfügbaren Kohlenhydraten wird geweckt. Doch ist der Griff danach wiederum nur eine kurzfristige Lösung, die die Blutzuckerschaukel erneut in Gang setzt. Ohne Frage ist es besser, gleich auf die richtigen Kohlenhydrate zu setzen, das heißt nach dem GLYX-Konzept zu essen.

Das Hormon Insulin schließt die Zellen auf, damit der Zucker aus dem Blut hineinwandern kann. Ohne Insulin werden die Zellen nicht mit Energie versorgt.

Es heißt: Eine Sintflut an Zucker und isolierter Stärke in der modernen Kost treibt die Bauchspeicheldrüse zu einer chronisch verstärkten Insulinausschüttung an. Diese »Insulinmast« mache dick! So lautet die stark vereinfachte Erklärung dafür, warum Kohlenhydrate – insbesondere solche mit hohem GLYX – doch nicht gänzlich vom Dickmacher-Vorwurf freigesprochen werden.

Was versteht man unter Insulinresistenz?

Um seine Wirkungen entfalten zu können, muss Insulin an Rezeptoren (Andockstellen) auf der Zellmembran gebunden werden. Auf der Zelloberfläche sitzen Tausende Rezeptoren, vergleichbar mit »Anlegestellen« für verschiedene Hormone, Nervenbotenstoffe etc. Eine ständige Überernährung führt wie gesagt zu einer vermehrten Insulinausschüttung. Chronisch erhöhte Insulinspiegel verschließen die »Zelltüren« für Zucker jedoch zunehmend – und es gelangt immer weniger Zucker aus dem Blut in die Zellen. Je höher der Insulinspiegel schließlich ansteigt, umso mehr verringert sich die Zahl der Rezeptoren für Insulin und umso mehr Tore werden geschlossen. Es besteht also ein umgekehrter Zusammenhang zwischen der Höhe des Insulinspiegels im Blut und der Zahl der Insulinrezeptoren der Zellen. Dieses Phänomen wird in der Medizin als Down-Regulation (Runter-Regulation) bezeichnet.

Insulinresistenz heißt folglich: Trotz normaler oder sogar erhöhter Insulinkonzentration im Blut bleibt eine ausreichende Wirkung des Hormons und damit die Blutzuckersenkung aus. Im Gegenteil: Durch die verminderte Insulinwirkung steigt der Blutzucker vor den verschlossenen Toren der Zellen an, was den Insulinbedarf und die Insulinproduktion weiter in die Höhe treibt. Insgesamt handelt es sich um einen verhängnisvollen Kreislauf, denn die steigende Insulinmenge im Blut hat eine noch stärkere Verringerung der Rezeptoren zur Folge, an denen das Insulin seine Wirkung entfalten und den Blutzucker senken kann.

Ist der Insulinspiegel dauerhaft zu hoch, dann gelangt immer weniger Blutzucker in die Zellen – das Insulin kann nicht mehr richtig wirken.

Macht Insulin das Schlankwerden schwer?

Wird der Energiebedarf auf herkömmliche Weise durch Kohlenhydrate gedeckt, so werden Fette – sei es aus der Nahrung oder den körpereigenen Depots – nicht abgebaut. Ungünstige Kohlenhydrate und ständiges Naschen (Zwischendurchessen) bedingen ein erhöhtes Insulinniveau. Dies steht der Fettmobilisierung in besonderer Weise entgegen, denn große Mengen an Insulin erhöhen die Fettspeicherung und wirken dem Fettabbau entgegen, indem die Fettsäurefreisetzung aus dem Fettgewebe gehemmt wird.

Insulin steht dann quasi wie eine Mauer vor den Fettzellen. Das ist natürlich bei jedem Abnehmversuch unerwünscht. Ziel jeder Gewichtsabnahme ist der Verlust von überflüssigem Körperfett. Die Verbrennung körpereigener Fettdepots kommt jedoch nur in Gang, wenn Fett zur Energiegewinnung herangezogen wird. Der Fettabbau wird begünstigt durch mehr Bewegung und eine Ernährung, die sowohl den GLYX beachtet als auch die Gesamtkalorien und das Nahrungsfett berücksichtigt.

Wenn der Stoffwechsel aus dem Gleichgewicht gerät

Das Überangebot an Nahrung und der Mangel an Bewegung haben uns eine neue Volkskrankheit beschert: das Wohlstandssyndrom. Gut 10 Millionen Deutsche sind vom so genannten metabolischen Syndrom betroffen, so heißt dieses Stoffwechselleiden in Fachkreisen. Man versteht darunter das Zusammenwirken der Risikofaktoren gesundheitsgefährdendes Übergewicht, Bluthochdruck, Zuckerkrankheit und erhöhte Blutfettwerte, zusammen auch als »tödliches Quartett« bezeichnet. Das verbindende Merkmal ist die Insulinresistenz. Genauer gesagt spielt bei dieser Stoffwechselentgleisung ein erhöhter Insulinspiegel im Blut (Hyperinsulinämie) bei gleichzeitig vermindertem Ansprechen des Körpers auf die Wirkung des Insulins (Insulinresistenz) eine wichtige Rolle.

Gesunde Verhältnisse herstellen

Bei Übergewicht und Bewegungsmangel ist die Zahl der Insulin-Rezeptoren vermindert. Die erwünschte Vermehrung bzw. den Wiederanstieg der Insulinrezeptorenzahl erfolgt, wenn wir den Gürtel enger schnallen und uns mehr bewegen. Abspecken bringt den gestörten Insulin-Stoffwechsel wieder ins Gleichgewicht.

Auch für die Wirksamkeit des Insulins ist ausreichende und regelmäßige Bewegung notwendig.

Regelmäßige Bewegung verbessert die Glukosetoleranz (Glukosesensitivität) und wirkt so der Insulinresistenz entgegen, denn körperliche Aktivität steigert die Glukoseverwertung in der Muskelzelle. Für sportlich Aktive reichen bereits verhältnismäßig geringe Insulinmengen aus, um Glukose in die Muskelzellen zu transportieren. Bei Menschen, die regelmäßig trainieren, ist eine Insulineinsparung von etwa 30 Prozent nachweisbar.

Anders sieht die Situation für Übergewichtige aus. So benötigen nämlich gerade die Fettzellen des Bauches zur Aufrechterhaltung der normalen Glukoseaufnahme deutlich höhere Insulinspiegel als andere Fettzellen. Daher stellt besonders die männliche Form des Übergewichtes (Apfeltyp), die zu einem eher apfelförmigen Rumpf führt, das größere Gesundheitsrisiko dar gegenüber der typisch weiblichen Fetteinlagerung im Bereich Hüften, Gesäß, Oberschenkel, die dem Körper eine birnenähnliche Form (Birnentyp) gibt. Somit ernähren Übergewichtige vom Apfeltyp vornehmlich ihr Bauchfett, und dennoch fehlt ihnen ständig Energie. Sie sind nur theoretisch energiegeladen (in Form von Fettdepots), abgerufen werden die reichhaltigen Energiereserven infolge Bewegungsmangel allerdings nicht.

Es liegt an Ihren Genen, ob Sie ein guter Futterverwerter sind oder nicht.

Die Gene spielen eine Rolle

Beim »metabolischen Syndrom« handelt es sich um eine Folge des ständigen Nahrungsüberflusses und des Bewegungsmangels in der Wohlstandsgesellschaft. Gefährdet sind vor allem die guten Futterverwerter, die mit dem »thrifty-Gen«, dem Sparsamkeitsgen ausgestattet sind. Die amerikanischen Diätspezialisten Rachel und Richard Heller stellen fest, dass dieses »Höhlenmenschenerbe« mit dem Bonus einer Extraportion Insulin verbunden ist, die dafür sorgt, dass Hunger, Nahrungsaufnahme und (Fett-)Energiespeicherung besonders ausgeprägt sind. Insulin ist ganz allgemein als das »Hormon der Speicherung« zu betrachten. Und es löst, quasi als Voraussetzung zur Energiespeicherung, auch die Nahrungsaufnahme aus.
In kargen Zeiten ist der Stoffwechsel des guten Futterverwerters im wahrsten Sinne des Wortes lebenserhaltend, in üppigen Zeiten aber eher dick- und krankmachend. Die erbliche Veranlagung kann aber nur zum Tragen kommen, wenn stets übermäßig gegessen wird. In der Umstellung der Lebensweise besteht schließlich die Chance zur Korrektur der ungünstigen Voraussetzungen. Hinsichtlich der Ernährung stellt das Konzept des GLYX neben der vermehrten Bewegung den vielversprechendsten Ansatz dar, trotz steinzeitlichen »Spar-Gens« die kulinarischen Vorzüge der Neuzeit genießen zu können.

Insulin und Glukagon – die Gegenspieler

Dreh- und Angelpunkt aller so genannten Stoffwechseldiäten ist der Einfluss der Ernährung auf die Blutzuckerregulation und auf die daran beteiligten Hormone Insulin und Glukagon. Dabei zählt Insulin zu den stärksten und wirkungsvollsten Substanzen, mit denen der Körper die Nutzung, Verteilung und Speicherung von Energie im Körper kontrolliert. Als oberste Instanz im Stoffwechsel fördert Insulin die Speicherung aller Nährstoffe: Glukose (Kohlenhydrate), Aminosäuren (Proteine) und Fettsäuren (Fette). Die gespeicherten Nährstoffe stehen dem Organismus dann als Energiequellen zwischen den Mahlzeiten bereit. Bildlich kann man Insulin als das Hormon des Schlemmens und anschließenden Speicherns beschreiben, während Glukagon das Hormon des Fastens oder Hungerns ist. Die Absenkung des Insulinspiegels in den Phasen nach den Mahlzeiten gestattet den Abbau von gespeicherten Fetten und Kohlenhydraten. Dem Hormon Glukagon, das ebenfalls in der Bauchspeicheldrüse gebildet wird, kommt als Gegenspieler des Insulins die Aufgabe zu, ein allzu starkes Absinken des Blutzuckers zu verhindern. Es kann einerseits das Glykogen aus der Leber mobilisieren und somit den Blutzuckerspiegel anheben sowie andererseits die Neubildung von Blutzucker aus Aminosäuren steuern.

Das Hormon Glukagon verhindert, dass der Blutzuckerspiegel allzu stark absinkt, weil ein bestimmtes Niveau vom Körper benötigt wird.

Das hormonelle Gleichgewicht

Beim gesunden Menschen werden größere Schwankungen des Blutzuckerspiegels durch das Zusammenspiel von Insulin und Glukagon vermieden. Regelmäßige Nahrungsaufnahme und das richtige Verhältnis von Energieaufnahme und -verbrauch sind die Voraussetzungen dafür. Die Aussage: »Kohlenhydrate stimulieren Insulin, Proteine dagegen Glukagon«, trifft in dieser starken Vereinfachung allerdings nicht zu. Aminosäuren als Abbauprodukte von Proteinen können sowohl die Insulin- als auch die Glukagonausschüttung fördern. Jedoch bewirkt eine proteinreiche, kohlenhydratarme Ernährung wohl eher eine stärkere Glukagonstimulation, während die kohlenhydratreiche Mahlzeit größeren Einfluss auf das Insulin hat.

Um die beiden Stoffwechselhormone optimal auszubalancieren, kombinieren Sie am besten Kohlenhydrate – möglichst mit niedrigem bis mittlerem GLYX – und Proteine. Genießen Sie z. B. als kleine Fitmacher-Mahlzeit Obst mit Joghurt oder Quark.

Mit GLYX das Insulin regulieren

Sie wissen jetzt, dass Glukose der Hauptauslöser für die Insulinausschüttung ist. Auch einzelne Aminosäuren in sehr hoher Dosierung können die Insulinsekretion steigern. Es sind aber noch weitere Einflüsse bekannt. So löst das Gehirn schon zu Beginn einer Mahlzeit beim Anblick von Speisen oder dem ersten Kontakt mit der Zunge eine gesteigerte Insulinproduktion aus.

Das Insulinproblem in den Griff bekommen

Hinsichtlich der lebenswichtigen Funktion von Insulin gibt es keinen Zweifel. Was sich jedoch nachteilig auswirkt, sind überschießende Insulinreaktionen sowie ein ständig überhöhter Insulinspiegel. Dem gilt es Einhalt zu gebieten. Es ist verständlich, dass dem Zusammenhang zwischen Nahrungskohlenhydraten, dem Blutzuckereinfluss und der daraus resultierenden Insulinreaktion zunächst die größere Aufmerksamkeit zukommt, denn wer sehr wenig Nahrungskohlenhydrate isst, wird dadurch auch sein Insulinniveau senken. Noch stärker insulinsparend wirkt sich folglich das Fasten aus. Sie müssen allerdings nicht gleich von einem Extrem ins andere fallen, wenn Sie Ihre Blutzuckerregulation in den Griff bekommen wollen.

Es gibt keine Patentlösung

Nicht nur der Blutzuckerspiegel sollte nicht zu stark schwanken, sondern auch die damit zusammenhängende Insulinausschüttung muss berücksichtigt werden.

Sich nur auf die »Hauptverdächtigen« – die insulinstimulierenden Kohlenhydrate – zu konzentrieren, hilft allein nicht weiter. Extrem proteinreiche Diäten können nämlich den Insulinspiegel ebenfalls in die Höhe treiben. Letztlich hat der Körper (ähnlich wie beim Zucker) nichts davon, wenn überschüssige Eiweißbausteine (Aminosäuren) im Blutkreislauf zirkulieren. Auch ihr Zielort sind die Körperzellen. Tatsächlich ist Insulin das Speicherhormon für jeden Energie- und Nährstoffüberschuss. Aus Stoffwechselsicht ist jedenfalls der vernünftig dosierte Umgang mit allen drei Nährstoffen (Fette, Proteine, Kohlenhydrate) unter Beachtung einer ausgeglichenen Energiebilanz die beste Strategie.

Wie sieht's aus mit Alkohol, Koffein & Co.?

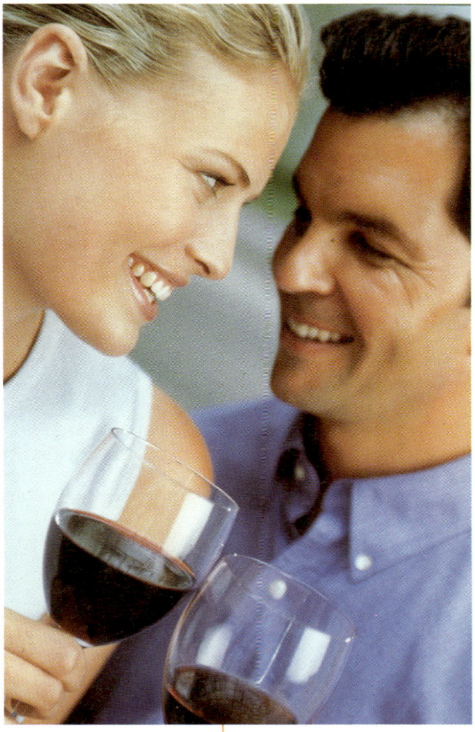

Wenn Sie Probleme mit dem Gewicht und der Blutzuckerregulation haben, ist auch bei Alkohol- und Koffeingenuss Vorsicht geboten. Alkohol hemmt die Glukosefreisetzung in der Leber und kann deshalb zu einer Unterzuckerung im Blut führen. Nach reichlichem Alkoholgenuss verspürt man deshalb häufig Heißhunger auf etwas Süßes. Außerdem machen viele alkoholische Getränke regelrecht Appetit, daher auch ihr Name »Aperitif« (den Magen öffnend). Alkohol hemmt die Fettverbrennung, da er bevorzugt selbst als Energiequelle verbrannt wird. Der Schnaps nach dem Essen macht zwar fettige Speisen leichter verdaulich, »neutralisiert« aber keineswegs die Alkoholkalorien – ganz im Gegenteil.

Über Kaffee und andere koffeinhaltige Getränke liest man viel, vor allem Widersprüchliches. Während die einen Autoren herausstellen, dass Koffein den Fettabbau und damit die Freisetzung von Fettsäuren fördert, weisen andere darauf hin, dass Koffein bei manchen Menschen eine verstärkte Insulinausschüttung bewirken soll. Zur ersten Behauptung kann ich sagen, wenn gleichzeitig Zucker im Kaffee vorhanden ist, wird durch die Ausschüttung von Insulin die Freisetzung von Fettsäuren praktisch wieder aufgehoben.

Wenn Sie gerne ein, zwei Glas Wein zu einem Menü genießen, dann fangen Sie mit dem Weintrinken am besten erst zum Hauptgang an.

Anzumerken bleibt, dass ein bis drei Tassen Kaffee am Tag (wegen der besseren Verträglichkeit möglichst mit etwas Milch und eventuell Zucker oder Süßstoff) keinem schaden. Wer jedoch ganz sicher gehen möchte und koffeinempfindlich ist, wählt am besten entkoffeinierten Kaffee oder auch den koffeinfreien Getreidekaffee. Schwarzer und grüner Tee enthalten ebenfalls Koffein, allerdings ist dieses an Gerbstoffe gebunden, so dass die Koffeinwirkung verzögert wird und länger nachwirkt.

Was soll man trinken?

Wegen der wassertreibenden Wirkung von Koffein sollten gerade beim Sport und Abnehmen Wasser und Mineralwasser die erste Wahl sein, damit die Flüssigkeitsbilanz nicht ins Minus gerät. Am besten trinken Sie auch bei der GLYX-Diät mindestens ein Liter Mineralwasser täglich. Am besten wählen Sie ein magnesiumreiches Wasser, das etwa 100 Milligramm oder mehr Magnesium pro Liter enthält. Ob still oder mit Kohlensäure bleibt Ihnen und Ihrem Geschmack überlassen.

Regelmäßige Bewegung bringt neben der Gewichtsreduktion auch unschätzbare Vorteile für einen ausgeglichenen Stoffwechsel!

Aktivsein senkt den Insulinbedarf, Körperfett erhöht ihn

Mehr Bewegung verbessert den ganzen Stoffwechsel. Diät – im Sinne einer bewussten Ernährung – und Sport (kein Leistungssport) zählen seit jeher zu den klassischen Säulen einer Diabetesbehandlung, die eine Normalisierung des Zuckerhaushalts im Körper zum Ziel hat. Nach den aktuellen Erkenntnissen der Ernährungswissenschaft und Medizin sind die günstigen Wirkungen auch auf die Behandlung von Übergewicht zu übertragen. Die Begründung dafür liegt in der günstigen Beeinflussung des Kohlenhydrat-, Insulin- und Fettstoffwechsels.

Fazit: Wenn Sie Ihren Stoffwechsel lang genug anheizen, verbrennen Fette am besten »im Feuer« der Kohlenhydrate mit niedrigem bis mittlerem GLYX.

Jedes sinnvolle Programm zur Gewichtsreduzierung schließt daher Bewegung ein. Nicht jedes Training ist jedoch dazu gleichermaßen geeignet. Fette werden zur Energiegewinnung vorzugsweise bei Ausdauersport herangezogen. Ein dem Fettabbau gewissermaßen entgegenstehender hoher Insulinspiegel sinkt erst ab, wenn Sie mindestens 30 Minuten Sport treiben. Noch einmal: Die Voraussetzung für den Fettsäureumsatz und -abbau ist ein intakter Kohlenhydratstoffwechsel. Stehen zu wenig Kohlenhydrate zur Verfügung, kann auch die Fettverbrennung nicht richtig funktionieren.

Was ist für Diabetiker wichtig?

Bei übergewichtigen Diabetikern, die nicht über ausreichend Insulin verfügen, muss in erster Linie Fettgewebe abgebaut werden, damit der dadurch erhöhte Insulinbedarf gesenkt wird und die körpereigene Insulinproduktion wieder ausreicht. Eine Ernährung nach dem GLYX sowie vermehrte Bewegung unterstützen diese Wirkung. Zusätzlich wirkt sich eine ballaststoffreiche, fettarme Kost positiv auf den gestörten Fettstoffwechsel aus und kann Spätschäden verhindern.

So wirksam eine Ernährungsumstellung sein kann: Für Diabetiker mit absolutem Insulinmangel ist die bedarfsgerechte zusätzliche Verabreichung von Insulin die wichtigste Maßnahme.

Der Blutzuckerspiegel im Gleichgewicht

- Lieber mehrere, über den Tag verteilte Mahlzeiten anstatt wenige, sehr üppige Portionen essen. Ständiges Naschen sollte allerdings vermieden werden. Man bezeichnet dieses Essverhalten als »Nibbling«- oder »Grazing« (siehe Seite 65).
- Bevorzugen Sie kohlenhydrathaltige Lebensmittel und Mahlzeiten mit niedrigem GLYX, am besten in Kombination mit Proteinen.
- Die Spurenelemente Zink und Chrom sind für die Insulinwirkung wichtig. Sie werden deshalb auch als Glukosetoleranzfaktoren (GTF) bezeichnet und sind in Fisch, Fleisch, Käse, Haferflocken und Eiern enthalten. Deshalb gehören auch tierische Lebensmittel in einen ausgewogenen GLYX-Speiseplan!

Sorgen Sie für mehr körperliche Aktivität. Bewegung verbessert die Zuckerverwertung in den Muskelzellen und senkt den Insulinbedarf.

Was sind Hypo- und Hyperglykämie?

Glykämie ist der Zuckergehalt im Blut. »Hypo« bedeutet zu wenig, »hyper« zu viel. Auf ein »hyper« kann schnell ein »hypo« folgen, denn ein hoher Blutzucker (Hyperglykämie) kann durch die verstärkte Insulinausschüttung ins Gegenteil umschlagen. Ein rascher Abfall des Zuckerspiegels bis zur Unterzuckerung (Hypoglykämie) macht schnell wieder hungrig, während Leistung und Konzentrationsfähigkeit stark abfallen. Hyperinsulinismus bzw. -insulinämie ist dagegen ein überhöhter Insulinspiegel im Blut, als Folge einer chronisch verstärkten Insulinproduktion aufgrund von Überernährung. Wird diese Stoffwechselentgleisung zum Dauerzustand, kann schließlich ein behandlungsbedürftiger Diabetes mellitus Typ-2 entstehen.

Wie der GLYX

ermittelt und beeinflusst wird

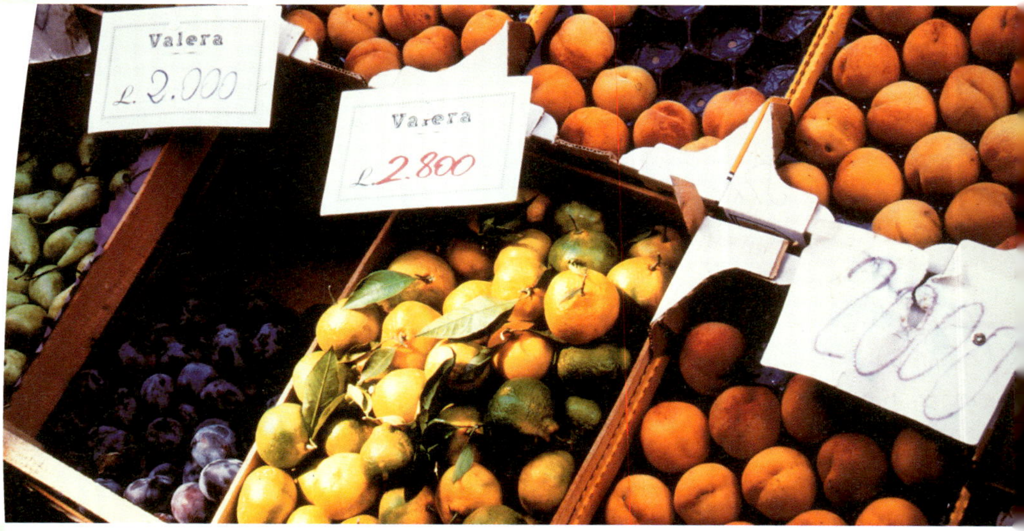

Die Einflüsse auf den GLYX von Lebensmitteln und Mahlzeiten sind vielfältig und komplex. Dies erschwert konkrete Zahlenangaben. Daher sollten die Nahrungsmittel besser in günstige und weniger günstige GLYX-Kategorien eingeteilt werden.

Die Berechnung des GLYX

Durch die vielfältigen Faktoren, die den GLYX beeinflussen können, ergeben sich Schwierigkeiten bei der Ermittlung der GLYX-Werte der einzelnen Lebensmittel – vor allem im Mahlzeitenverbund – und bei der Aufstellung von Tabellen. Ganz bewusst möchte ich deshalb auf exakte Zahlenangaben verzichten, da sie eine Scheingenauigkeit vortäuschen würden. Statt einzelner Werte finden Sie in meinen Tabellen zum GLYX drei Kategorien: niedriger GLYX (grün unterlegt), mittlerer GLYX (gelb unterlegt) und hoher GLYX (rot unterlegt). Für die Einstufung der Lebensmittel sind selbstverständlich wissenschaftlich ermittelte Daten aus der Fachliteratur zugrunde gelegt worden. Bezugsgröße ist die blutzuckersteigernde Wirkung von Glukose, deren GLYX mit 100 Prozent festgesetzt ist. Dabei wurde wie folgt unterteilt:

- niedriger GLYX < 51
- mittlerer GLYX = 51-70
- hoher GLYX > 70

In diesem Buch ist Glukose der höchste Wert 100 zugeordnet. Es gibt jedoch auch Ansätze, die Weißbrot mit GLYX 100 ansetzen. Achten Sie darauf, wenn Sie vergleichen wollen.

Wie funktioniert die Ernährung nach dem GLYX?

Die vereinfachte Botschaft lautet: Essen Sie bevorzugt Lebensmittel mit niedrigem GLYX (z. B. Gemüse). Ergänzen Sie Ihren Speiseplan mit maßvollen Mengen aus der zweiten Kategorie (z. B. Vollkornprodukte). Seien Sie sparsam bei Lebensmitteln mit hohem GLYX (z. B. Weißmehlerzeugnisse und stark gezuckerte Limonaden). Vermeiden Sie vor allem den Verzehr größerer Mengen von Produkten mit einem hohen GLYX! Aus dem gleichzeitigen Verzehr eines Lebensmittels mit einem hohen GLYX und einem anderen mit einem niedrigen GLYX kann für die gesamte Mahlzeit jedoch ein mittlerer GLYX-Faktor resultieren. Essen Sie z. B. zu zwei bis drei mittelgroßen Kartoffeln (hoher GLYX) eine größere Portion Gemüse oder Linsen (beide mit niedrigem GLYX), dann hat die gesamte Mahlzeit einen mittleren GLYX. Weißen Reis können Sie ähnlich kombinieren und seinen hohen GLYX-Faktor »entschärfen«.

Zwar ist der GLYX von Bitterschokolade, Sahneeis und Croissant oder Buttertoast nicht allzu hoch. Wenn Sie zu viel davon essen, schadet das natürlich trotzdem Ihrer Figur. Folglich darf das GLYX-Konzept nicht losgelöst von einer fettbewussten Ernährung praktiziert werden. Denken Sie daran, dass insulin-stimulierende Kohlenhydrate vor allem in Verbindung mit (zu viel) Fett das eigentliche »Mastprogramm« in der Ernährung des Menschen sind.

Die Formel zur Ermittlung des GLYX zeigt, wie Wissenschaftler den Faktor bestimmen. Selbst zu rechnen brauchen Sie allerdings nicht.

Formel zur Berechnung des GLYX

Betrachtet man das Verhalten des Blutzuckerspiegels nach dem Essen, so ergibt sich zunächst ein Anstieg und dann ein Abfall, was sich als Kurve darstellen lässt. Aus der Fläche, die unter einer Blutzuckerkurve entsteht, kann man den GLYX ermitteln. Dabei wird der Prozentsatz angegeben, der sich im Vergleich zur Aufnahme der gleichen Kohlenhydratmenge in Form von Glukose (Traubenzucker) ergibt. Die Blutzuckerfläche nach Traubenzuckeraufnahme hat den GLYX-Wert 100. Der GLYX aller anderen Lebensmittel steht also im Verhältnis zum Traubenzucker. Wissenschaftler arbeiten mit folgender Formel:

$$\text{GLYX in \%} = \frac{\text{Fläche unter der Blutzuckerkurve des Testlebensmittels} \times 100}{\text{Fläche unter der Blutzuckerkurve der Glukose}}$$

Mit Traubenzucker verglichen haben z. B. gekochte braune Linsen einen GLYX-Wert von etwa 30. Konkret bedeutet das, die Fläche unter der Blutzuckerkurve nach dem Verzehr von Linsen macht nur zirka 30 Prozent im Vergleich zu der Fläche unter der Kurve von Glukose aus. Die Blutzuckerprofile von Referenz- und Testlebensmittel stellen sich folglich so dar:

Unterschiedliche Blutzuckerantwort auf Glukose und Linsen

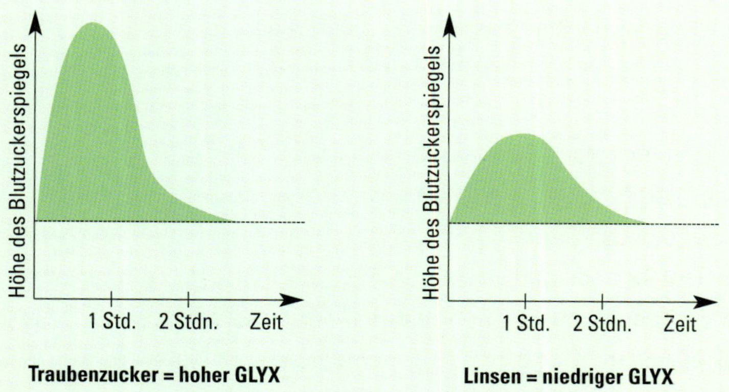

Was zeigt die Blutzuckerkurve?

Sie sehen deutlich, dass der steile und insgesamt deutlich höhere Blutzuckeranstieg nach Verzehr von Traubenzucker eine größere Fläche unter der Kurve bedingt als nach dem Genuss von Linsen. Gleichzeitig besteht ein enger Zusammenhang zwischen dem GLYX-Faktor und der Insulinreaktion. Je größer die Fläche unter der Blutzuckerkurve ist, desto mehr Insulin wird insgesamt zur Verwertung benötigt.

Die richtigen Testbedingungen

Zunächst einmal ist zu beachten, dass vergleichbare Kohlenhydratmengen getestet werden, das heißt jeweils 50 Gramm Kohlenhydrate z. B. in Form von Traubenzucker, Brot, Kartoffeln oder Hülsenfrüchten. Während 50 Gramm Kohlenhydrate mit 50 Gramm reinem Traubenzucker identisch sind, müssen Sie bei geschälten und gekochten Kartoffeln immerhin eine 250-Gramm-Portion essen, denn erst in dieser Menge sind ebenfalls 50 Gramm reine Kohlenhydrate enthalten. 50 Gramm Kohlenhydrate sind in 100 Gramm Weißbrot oder 100 Gramm getrockneter Linsen enthalten.

Wenn die Testmengen festgelegt sind, kann in einem Versuch die individuelle Reaktion der Testperson auf die Testmahlzeit (z. B. Weißbrot) im Vergleich zum Traubenzucker ermittelt werden. Dafür wird über zwei bis drei Stunden regelmäßig der Blutzucker bestimmt und die Blutzuckerwerte aufgezeichnet, so dass die Fläche unter der Kurve und der GLYX berechnet werden können.

In der Praxis ist die genaue Bestimmung des GLYX eines Lebensmittels eine aufwendige Prozedur, die mehrere Stunden dauert.

Die Blutzuckerantwort – eine individuelle Note

Genau genommen ist der GLYX von Person zu Person unterschiedlich und müsste individuell ermittelt werden. Es wird angeraten, den Test bei ein und derselben Person mehrmals zu wiederholen. Zur Bestimmung des GLYX sollten Ergebnisse von mehreren Personen vorliegen, sodass ein Durchschnittswert gebildet werden kann. Die wissenschaftliche Datenlage erlaubt heute die Aufstellung umfangreicher Tabellen zum GLYX (siehe Seite 70 bis 80).

Vergleichen Sie nicht Äpfel mit Birnen!

Die Verwendung von zwei Messstandards hat zur Verwirrung geführt. So haben einige Wissenschaftler vorgeschlagen, anstatt Glukose Weißbrot als Referenzlebensmittel zu wählen, weil es für unsere Essgewohnheiten typischer sei als der Verzehr von isoliertem Traubenzucker. Wenn man nun für 50 Gramm Kohlenhydrate in Form von Weißbrot einen GLYX von 100 zugrunde legt, bewirkt der Verzehr von anderen Lebensmitteln unter Umständen einen höheren Wert als 100. Das ist z. B. für Glukose mit 140 der Fall, da sie den Blutzucker stärker ansteigen lässt als Weißbrot.

Wenn man Weißbrot als GLYX = 100 zugrunde legt, kann der GLYX einiger Nahrungsmitteln über 100 liegen, weil diese einen höheren Blutzuckerspiegel bewirken als das Weißbrot.

Falls Sie Werte aus verschiedenen Tabellen vergleichen sollten, muss Ihnen in jedem Fall bekannt sein, welcher Messstandard gewählt wurde. In diesem Buch wurde der Glukosestandard mit einem GLYX von 100 zugrunde gelegt. Wenn allerdings Weißbrot als Referenzlebensmittel genommen wird, multiplizieren Sie den GLYX-Wert für das entsprechende Lebensmittel mit dem Faktor 0,7. So kommen Sie wieder auf die Ebene des vertrauten Glukosestandards. Diese Berechnungen haben nur wissenschaftlich eine Bedeutung.

Beispiel: Gemessen am Weißbrotstandard (Weißbrot-GLYX = 100) haben Äpfel einen GLYX von 52. Bezogen auf den Glukosestandard (Traubenzucker-GLYX = 100) ergibt sich dann rechnerisch durch Multiplikation von 52 x 0,7 ein GLYX von etwa 36.

Zwischenbilanz: Reicht der GLYX allein schon aus?

Rein rechnerisch ist die Ermittlung des GLYX kein Problem. Eine Reihe von Fragen nach dem praktischen Nutzen des GLYX für die Ernährungsberatungspraxis bleibt aber offen. So wird z. B. ein kohlenhydrathaltiges Lebensmittel selten allein, sondern in der Regel im Verbund einer Mahlzeit gegessen. Außerdem spielt auch eine große Rolle, ob es sich um feste Mahlzeiten, pürierte Speisen oder Flüssigkeiten, große oder kleine Portionen, rohe oder gegarte Lebensmittel sowie gut oder weniger gut gekaute Nahrung handelt!

Die Geschwindigkeit macht's

Die Hauptaufgabe der Verdauungsorgane ist es, die Nährstoffe, die wir mit den Speisen aufnehmen, für die Aufnahme in den Blutkreislauf aufzubereiten. Dass der Weg der Nahrung bis zur Verwertung mal kürzer und mal länger ist, liegt daran, dass die in den Lebensmitteln »verpackten« Nährstoffe erst einmal in eine geeignete Form gebracht werden müssen. Größere Nährstoffkomplexe wie Stärke, Fett und Proteine werden zunächst durch die eigentlichen Werkzeuge der Verdauung, die Enzyme, in verwertbare Teilchen zerlegt. In der Praxis heißt das, dass die Nährstoffe in ihre kleinsten Bausteine gespalten werden. Erst aus diesen kann dann der Organismus Energie gewinnen oder körpereigene Substanzen aufbauen. Der nicht verwertbare Rest der Nahrung wird ausgeschieden.

So verdauen wir Kohlenhydrate

Der Vorgang der Verdauung beginnt im Mund mit dem Kauen und Einspeicheln der Nahrung. Von dort gelangt der Nahrungsbrei über die Speiseröhre in den Magen und schließlich in den Dünndarm. Vorrangige Aufgabe des Magens ist es, den Speisebrei vorübergehend zu speichern und ihn dann portionsweise an den Dünndarm abzugeben. Dadurch soll verhindert werden, dass das Nährstoffangebot die Aufnahmekapazität der Dünndarmschleimhaut überfordert.

Die Geschwindigkeit, mit der Kohlenhydrate den Magen durchqueren, bestimmt deren Blutzuckerwirksamkeit: je langsamer, desto niedriger ist der GLYX.

Schwer verdauliche Speisen verweilen länger im Magen. Der Magenpförtner, das ist der Verschluss am Magenausgang, öffnet sich entsprechend verzögert und lässt nur einen Teil der Nahrung in den Dünndarm gelangen. Je schneller Kohlenhydrate den Magen verlassen, desto rascher werden sie blutzuckerwirksam. Unmittelbar nach der Passage des Magenpförtners beginnt die Verdauung der Kohlenhydrate. Sind die Kohlenhydrate erst einmal am Hauptort ihrer Verdauung – im Dünndarm – angelangt, läuft alles sehr schnell ab. Auch wenn Stärke oder Haushaltszucker erst in Einfachzucker aufgespalten werden müssen, entsteht dadurch keine wesentliche Verzögerung. Traubenzucker muss gar nicht erst verdaut werden, sondern kann vom Körper direkt aufgenommen werden. So hat bei gesunden Erwachsenen die Glukoseaufnahme in den Blutkreislauf bereits 30 Minuten nach Trinken einer Traubenzuckerlösung ihren Höhepunkt erreicht. Der Zuckeranstieg in dieser Phase der Verdauung ist das Signal für die Zellen der Bauchspeicheldrüse, Insulin auszuschütten. Wenn man die Verweildauer der Nahrung im Magen verlängert, kann man auf die Insulinausschüttung Einfluss nehmen.

Was verzögert die Magenentleerung?

Die Magenentleerung wird von vielen Faktoren bestimmt: vom Nahrungsvolumen bzw. der Portionsgröße, vom Ballaststoffanteil, vom Fettgehalt, von der Energiedichte und Konsistenz der Nahrung. Flüssigkeiten passieren den Magen generell schneller als feste Speisen. Bei Getränken mit einem niedrigen Zuckergehalt kann die Magenentleerung bereits nach zehn Minuten erfolgen. Heute weiß man, dass Getränke mit einem Gehalt von sechs bis acht Prozent Glukose oder Saccharose vom Körper ebenso schnell aufgenommen werden wie Wasser.

Getränke mit niedrigem Gehalt (sechs bis acht Prozent) an Einfachzuckern liefern Sportlern Energie, die der Körper ebenso schnell aufnimmt wie Wasser.

Das ist für Sportler wichtig, die während einer längeren Belastung dem Körper damit zusätzlich Energie zuführen können. Durch die rasche Magenentleerung wird auch ein unangenehmes Völlegefühl während der sportlichen Leistung vermieden. Sportlergetränke mit einem entsprechend niedrigen Gehalt an Glukose oder dem Maltodextrin (Stärkeabbauprodukt) haben aufgrund ihrer raschen Magenentleerung einen hohen GLYX. Reiner Apfelsaft wird dagegen aufgrund seiner höheren Zuckerkonzentration (über zehn Prozent) langsamer aus dem Magen entleert. Für Apfelsaft ergibt sich durch seinen hohen Fruchtzuckeranteil insgesamt ein niedriger GLYX. Essen Sie allerdings einen Apfel, so fällt durch das Pektin (Ballaststoff) der Blutzuckeranstieg noch geringer aus. Darauf beruht auch die Empfehlung, während einer Diät oder als kleine Zwischenmahlzeit lieber die ganze Frucht und nicht ihren Saft zu genießen. Außerdem haben Sie durch den Kauvorgang ein entsprechendes Esserlebnis, und es stellt sich eher ein Sättigungsgefühl ein.

Ist der GLYX schätzbar?

Um den GLYX eines Nahrungsmittels zuverlässig zu ermitteln, sind konkrete Tests notwendig. Allerdings können aufgrund wissenschaftlicher Untersuchungen mittlerweile einige Faktoren, die den GLYX beeinflussen, näher erläutert werden. Ergebnisse für ein Lebensmittel sind aber nicht ohne weiteres auf ein anderes übertragbar.

Es gibt verschiedene Einflussfaktoren auf den GLYX, die von Lebensmittel zu Lebensmittel unterschiedlich sind.

Der unterschiedliche GLYX der kohlenhydrathaltigen Lebensmittel lässt sich nur zum Teil dadurch erklären, dass die Glukose aus ballaststoffreichen Lebensmitteln langsamer freigesetzt und aufgenommen wird als aus ballaststoffarmen. Diskutiert werden auch spezielle Stärke-Protein- bzw. Stärke-Fett-Verbindungen sowie Hemmstoffe der Kohlenhydratverdauung wie Enzymhemmer und Phytate in Getreiden.

Eine zentrale Rolle beim GLYX-Faktor spielt der physikalische Zustand der Stärke in den Lebensmitteln. So führt erhitztes Weizenvollkornschrot bei gesunden Versuchspersonen nach dem Essen zu höheren Blutzucker- und Insulinkonzentrationen als rohes Weizenvollkornschrot («Frischkornbrei«). Auch das Ausmaß der mechanischen Zerkleinerung, etwa beim Kauen, und verschiedene lebensmitteltechnologische Verfahren können den Stärkeaufschluss und damit den anschließenden Anstieg der Blutzuckerkurve erheblich beeinflussen.

Stärke – starker Einfluss auf den GLYX

Im Gegensatz zur kompakten Stärke im Rohzustand sind gequollene Stärkekörner (verkleisterte Stärke) nach dem Kochen leichter zugänglich für die Enzyme des Dünndarms. Die meisten stärkehaltigen Lebensmittel, allen voran die Kartoffeln, werden deshalb nur gegart gegessen. Durch das Quellen der Körner vergrößert sich die Angriffsfläche für die Enzyme, und Glukose kann rasch freigesetzt werden. Gekochte oder gebackene Kartoffeln haben deshalb ebenso

Weil die enthaltene Stärke beim Garen verkleistert und deshalb leicht verdaut werden kann, haben Kartoffeln einen hohen GLYX.

wie Weißbrot einen hohen GLYX. In fett- und zuckerhaltigem sowie gleichzeitig wasserarmem Gebäck kann die Stärkeverkleisterung verringert sein, sodass daraus ein mittlerer GLYX-Faktor resultiert. Außerdem kann der Fettgehalt die Magenentleerung verzögern, wodurch zum Teil auch fetthaltige Kartoffelzubereitungen einen günstigeren GLYX haben. Darüber hinaus ist die Teilchengröße der Getreidekörner von Bedeutung. Das Schroten und Mahlen der Körner führt zu kleineren Partikeln und erleichtert sowohl die Wasseraufnahme beim Quellvorgang als auch den Angriff der Verdauungsenzyme. Je kleiner die Partikel, desto höher ist der GLYX. Er nimmt in der Reihenfolge ganzes Korn – Vollkornschrot – Gries – fein gemahlenes Mehl zu. Und hier setzt die Kritik am modernen Lebensmittelsortiment an. Wer sich überwiegend von niedrig ausgemahlenen Weißmehlerzeugnissen ernährt, nimmt im Vergleich zu besser »verpackten« Vollkornprodukten weniger Ballaststoffe, Vitamine und Mineralstoffe sowie eine geringe Sättigungswirkung und einen höheren GLYX in Kauf. Besonders Vollkornhaferflocken haben aufgrund ihres hohen Gehalts an löslichen Ballaststoffen einen niedrigen GLYX.

Recht günstig schneiden als Stärkekohlenhydrat-Beilagen Bulgur (vorgekochter, getrockneter und geschroteter Weizen) und bissfest (»al dente«) zubereitete Spaghetti aus Hartweizengries ab.

Stärke im Detail

Lebensmittelchemiker unterscheiden zwei Arten von Stärke in Lebensmitteln: Amylose und Amylopektin. Dabei ist das verzweigtkettige Amylopektin sowohl quellfähiger als auch »offener«, also günstiger für den enzymatischen Abbau. Lebensmittel mit einem höheren Amylopektinanteil haben folglich einen höheren GLYX-Faktor. Das trifft z. B. auf Weizenmehl zu. Die schwerer zugängliche langkettige Amylose bewirkt einen niedrigeren GLYX. Ihr relativ hoher Anteil in Basmatireis bedingt verglichen mit normalem Reis den etwas günstigeren GLYX dieser Reissorte aus Indien, die auch Duftreis genannt wird. Verwenden Sie deshalb bevorzugt Basmatireis! Einen niedrigen GLYX haben auch Glasnudeln, die aus Mungbohnenstärke hergestellt werden.

Was bewirken die Ballaststoffe?

Lange Zeit dachte man, Ballaststoffe seien die wichtigste Ursache für den unterschiedlichen GLYX kohlenhydrathaltiger Lebensmittel. Doch Ballaststoffe sind nicht gleich Ballaststoffe, und Brot aus fein gemahlenem Weizenvollkornmehl weicht im GLYX kaum von solchem aus hellem Weizenauszugsmehl ab. Das gilt auch für helle Nudeln und Vollkornnudeln. Der niedrigere GLYX von Spaghetti »al dente« hat unabhängig vom Ballaststoffgehalt mit ihrer Herstellung und den Eigenschaften des Hartweizens zu tun. Bestimmte Arten von Ballaststoffen beeinflussen den GLYX günstig, da sie die Magenpassage und die Nährstoffaufnahme im Darm verzögern. Deshalb sollten wir zunächst klären, was Ballaststoffe genau sind.

Ob der GLYX eines kohlenhydratreichen Lebensmittels günstig ist oder nicht, hängt nicht nur von der Menge der Ballaststoffe ab, sondern von deren Art.

Die Karriere der »überflüssigen« Ballaststoffe

Die Zeiten, in denen man bestimmte Nahrungsbestandteile pflanzlicher Herkunft (Rohfasern) als unverdaulichen und damit überflüssigen »Ballast« für den Körper ansah, sind vorbei. Lediglich die alte Bezeichnung Ballaststoffe erinnert daran, dass ihre Rolle im Stoffwechsel ehemals unterschätzt wurde. Chemisch unterscheidet man zwischen wasserlöslichen und -unlöslichen Ballaststoffen. Das entspricht der ernährungsphysiologischen Einteilung in Quell- und Füllstoffe. Nach heutigen Erkenntnissen erfüllen Ballaststoffe wichtige Schutzfunktionen im Körper und wirken günstig auf die Darmtätigkeit, die Sättigung sowie den Kohlenhydrat- und Fettstoffwechsel. Mindestens 30 Gramm sollten wir täglich davon essen, doch isst jeder durchschnittlich etwa 10 Gramm zu wenig.

Es gibt viele Namen für die Ballaststoffe: Rohfasern, Pflanzenfasern, Füll- und Quellstoffe, unverdauliche bzw. nicht verwertbare Kohlenhydrate und Schlackestoffe und die wissenschaftliche Bezeichnung »Nicht-Stärke-Polysaccharide« (Vielfachzucker). Doch wie sehr sich auch die Bewertung der Ballaststoffe für die Gesundheit geändert hat, die Diskussion über die Definition des Begriffes »Ballaststoffe« ist in der Wissenschaft noch nicht abgeschlossen.

Wenn die Ernährung nicht genügend Ballaststoffe enthält, ist es wichtig, die Kost langsam umzustellen. Steigern Sie zunächst Ihren Verzehr an Obst und Gemüse. Auch Hafervollkornprodukte sind sehr zu empfehlen.

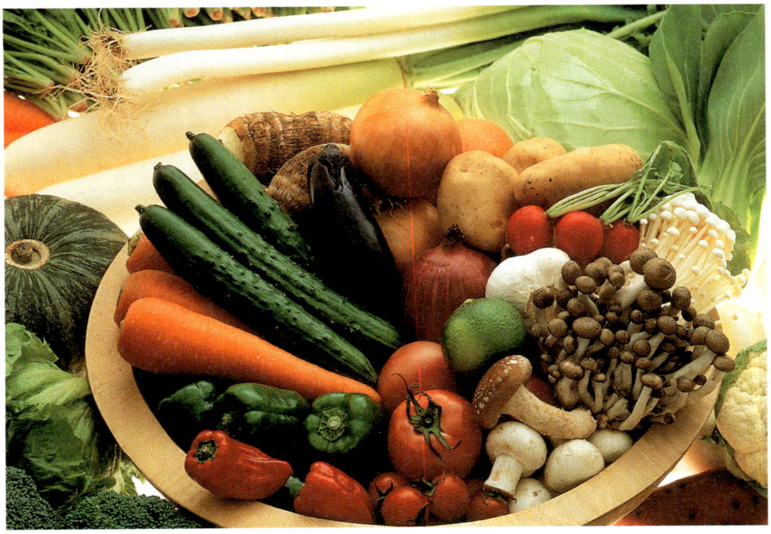

Vom Putzteufel für den Darm zum Schutzstoff für die Gesundheit

Mediziner und Ernährungswissenschaftler bringen die Zunahme von manchen Erkrankungen in den westlichen Industrieländern, vor allem die Obstipation (Darmträgheit und Verstopfung), aber auch Divertikulose (Ausstülpungen an der Darmschleimhaut), Adipositas (gesundheitsgefährdendes Übergewicht) und Herz-Kreislauf-Erkrankungen, mit dem stark zurückgegangenen Verzehr der pflanzlichen Faserstoffe in Verbindung. Große praktische Bedeutung kommt der Beeinflussung der Glukoseaufnahme zu. Besonders wasserlösliche Ballaststoffe aus Früchten, Gemüse, Hafer und Hülsenfrüchten verringern den Anstieg des Blutzuckerspiegels nach Mahlzeiten. Diese Wirkung haben auch konzentrierte lösliche Ballaststoffe in Form von Leinsamen, Flohsamen (Psyllium), Guar (aus der Guarbohne) sowie der »neue« präbiotische Ballaststoff Inulin bzw. Oligofruktose aus Zichorienwurzeln. Die löslichen Ballaststoffe werden zum Teil als Präparate eingesetzt oder Lebensmitteln zugesetzt. Die Zuckeraufnahme aus dem Speisebrei, der durch die stark quellfähigen Ballaststoffe eingedickt wurde, ist verzögert, der Blutzuckeranstieg niedriger.

Was sind Ballaststoffe?

Einig ist man sich heute über Folgendes: Ballaststoffe kommen nur in pflanzlichen Lebensmitteln vor, und hier insbesondere in Vollkornprodukten und Hülsenfrüchten. Unter dem Begriff Ballaststoffe fasst man Nahrungsbestandteile zusammen, die unsere Verdauungsenzyme nicht oder nur unzureichend aufspalten können. Die Ballaststoffe liefern somit keine Kalorien. Die für die Gesundheit wichtigsten unverdaulichen pflanzlichen Nahrungsstoffe sind Zellulose, Hemizellulosen, Pektin und Lignin.

Daneben kennt man die Unterscheidung in lösliche (Pektin aus Früchten und Gemüse, beta-Glukan aus Haferkleie) und unlösliche Ballaststoffe (Zellulose und Lignin). Die löslichen Ballaststoffe binden Gallensäuren (die zu 80 Prozent aus Cholesterin bestehen) sowie andere Stoffwechselprodukte und sorgen für die Ausscheidung. Auf diese Weise gelangt weniger Cholesterin ins Blut, und der Cholesterinspiegel sinkt.

Die besten Ballaststoffquellen

Da die einzelnen Faserstoffe unterschiedliche Wirkungen im Stoffwechsel entfalten, ist eine möglichst große Abwechslung auf dem Speiseplan empfehlenswert. Zu den besten Ballaststoffquellen zählen Vollkornprodukte, Hülsenfrüchte, Gemüse und Obst sowie konzentrierte Ballaststofflieferanten wie Weizenkleie, Haferkleie und Leinsamen, die unterschiedliche Mengen der wichtigsten Füll- und Quellstoffe enthalten.

Starke Partner für die Gesundheit: Ballaststoffe und Wasser

Ballaststoffe und Wasser sind zwei starke Partner in der Gesundheitsvorsorge. Denn nur wer genügend trinkt, schafft die Grundlage dafür, dass die pflanzlichen Faserstoffe richtig aufquellen und damit ihre Schutzwirkungen im Magen-Darm-Trakt entfalten können. Empfehlenswerte Getränke sind Trinkwasser, Mineralwasser, verdünnte Fruchtsäfte, Gemüsesäfte, Früchte- und Kräutertees sowie Buttermilch oder Molke.

Besonders wenn Sie viele Ballaststoffe zu sich nehmen, müssen Sie auf eine ausreichende Trinkmenge achten.

Ein neuer Ballaststoff: resistente Stärke

Ob Stärke uns selbst oder nur unsere Darmbakterien ernährt, hängt von ihrer Verfügbarkeit und ihrer Abbaubarkeit im Dünndarm ab.

Als resistente Stärke wird eine unverdauliche Stärke bezeichnet. Aufgrund ihrer Unverdaulichkeit zählt sie zu den Ballaststoffen. Ob Stärke für den Energiestoffwechsel genutzt wird oder den Darmbakterien als Nahrung zugute kommt, hängt von ihrer Verfügbarkeit und dem Ausmaß ihrer Abbaubarkeit im Dünndarm ab.
Resistente Stärken leisten den Enzymen des Speichels und des Dünndarms, die die langkettigen Kohlenhydrate aufspalten, Widerstand. Sie werden nicht verdaut und erreichen so den Dickdarm. Erst dort werden sie von der Mikroflora zu kurzkettigen Fettsäuren abgebaut. Bei dieser Vergärung bilden sich überwiegend Buttersäure (Butyrat), Propionsäure (Propionat) und Essigsäure (Acetat). Besonders der Buttersäure werden schützende Eigenschaften in Bezug auf die Darmschleimhaut und die Prävention von Dickdarmkrebs zugeschrieben. Die Buttersäure fördert z.B. den geregelten Auf- und Abbau der Schleimhautzellen des Darms und unterdrückt auf diese Weise deren Entartung zu gut- oder bösartigen Geschwülsten.

Woher stammt resistente Stärke?

Wenn wir Kartoffeln kochen oder aus Getreide Brot backen, dient dies in erster Linie der besseren Verdaulichkeit, denn die Stärke verkleistert dadurch. Wenn sich nun bei der Verarbeitung und den anschließenden Reaktionen ein bestimmter Anteil der verkleisterten Stärke wieder in den ursprünglichen Zustand zurückverwandelt, wird er unverdaulich, sprich resistent gegenüber den Verdauungsenzymen. Das geschieht beispielsweise bei gekochten und dann abgekühlten Kartoffeln sowie bei altbackenem Brot. Fachleute bezeichnen diese Veränderung der verkleisterten Stärke als Retrogradation. Die Kühlung oder Lagerung der Nahrungsmittel nach ihrer Verarbeitung führt zur Bildung resistenter Stärke. Wer mehr resistente Stärke auf seinen Speiseplan bringen möchte, sollte deshalb ruhig gelegentlich gekochte Kartoffeln, Nudeln oder andere Getreidegerichte erst erkalten lassen und dann aufgewärmt essen. Bratkartoffeln, Nudelsalate oder gebackene Nudeln und Aufläufe sind schmackhafte Gerichte, die auch den nützlichen Darmbakterien zugute kommen. Resistente Stärke ist außerdem in gekochten Erbsen, Linsen und Bohnen enthalten. Die übliche Kost des Mitteleuropäers enthält nur zwei bis drei Gramm resistente Stärke pro Tag. Diese Menge sollte gesteigert werden.

Der Effekt der anderen unlöslichen Ballaststoffe besteht eher darin, dass sie eine Art Barriere gegenüber einer Aufspaltung bilden, sofern es sich um intakte Moleküle handelt. So haben ganze Getreidekörner im Allgemeinen einen niedrigen GLYX-Faktor. Mit dem Schroten und Mahlen verringert sich dieser »Schutzwall-Effekt«. Je feiner das Mahlprodukt, desto höher ist der GLYX. Dennoch haben gemahlene Getreideprodukte aus vollem Korn ein deutliches Gesundheitsplus durch ihren höheren Gehalt an Vitaminen und Mineralstoffen.

Resistente Stärke – welchen Einfluss hat sie auf den GLYX?

Im Grunde genommen kann resistente Stärke die Menge der insgesamt verfügbaren Kohlenhydrate in einem Lebensmittel vermindern. Ihr Anteil im Nahrungsmittel sollte deshalb nicht in die 50-Gramm-Test-Kohlenhydratmenge (siehe Seite 57) mit einbezogen werden. Ansonsten werden die Ergebnisse bei der GLYX-Bestimmung verfälscht. Theoretisch könnte man zwar von dem Lebensmittel um so mehr essen, wenn es resistente Stärke enthält, ohne dass dieser Mehrverzehr kalorisch ins Gewicht fällt. Ein Einfluss auf den GLYX des Lebensmittels ist damit aber nicht verbunden. Da resistente Stärke auch nicht quellfähig ist, kann auch kein dämpfender Effekt auf den Blutzuckeranstieg erwartet werden. Außerdem fehlen Angaben über den Anteil resistenter Stärke in Lebensmitteln.

Gut kombiniert – der Mahlzeitenfaktor

Die meisten kohlenhydrathaltigen Lebensmittel – mit Ausnahme des Apfels oder einer Banane zwischendurch – werden in Form von Mahlzeiten mit anderen Lebensmitteln und Nährstoffen zusammen gegessen. Wissenschaftler können den Effekt einer gemischten Mahlzeit auf den GLYX relativ gut abschätzen bzw. berechnen. In der Regel kommt ein mittlerer GLYX zustande, gemäß des Gehalts an verfügbaren Kohlenhydraten und der mengenmäßigen Anteile, die ein Lebensmittel an der Gesamtmahlzeit hat. Selbstverständlich brauchen Sie jetzt nicht selbst zum Taschenrechner zu greifen. Nutzen Sie vielmehr die Chance, durch die richtige Kombination (z. B. viel Gemüse zum [Basmati-]Reis und ein Dessert auf Joghurt-Obst-Basis) für den richtigen Ausgleich zu sorgen und im gewünschten Maß Einfluss auf die Blutzuckerantwort zu nehmen.
Im Rezeptteil dieses Buches haben wir den positiven Mahlzeiten-Effekt bewusst genutzt. Selbstverständlich ist in den Rezepten das Fett sparsam und bedarfsgerecht verwendet worden.

Das englische Frühstück schneidet beim GLYX besser ab als das kontinentale, aber sein Fettgehalt ist zu hoch.

Der Fett- und Protein-Effekt auf den GLYX

Low-Fat-Varianten eines Gerichts haben oft einen höheren GLYX im Vergleich zu fettreichen Zubereitungen, weil bei ihnen die Fettbremse entfällt. Fett und auch Protein in einer Mahlzeit können die Magenentleerung verzögern und insofern einen niedrigeren GLYX-Faktor bewirken. Denken Sie aber daran, dass bei einer gesunden Ernährung stets auch der Gesamtfettgehalt im Auge behalten werden muss.
Günstiger zu beurteilen ist dagegen die Kohlenhydrat-Protein-Kombination, z. B. frisches Obst mit einem fettarmen Joghurt oder Speisequark oder ein Vollkornbrot mit hohem Körneranteil, belegt mit fettarmem Käse. Diese Kombinationen ergeben mittlere bis niedrige GLYX-Werte.

Zuckerzusatz – nicht grundsätzlich schlecht

Hohe Anteile von Extrazucker – gleich welcher Art – verringern zwar die Nährstoffdichte, das heißt das Verhältnis von Vitaminen und Mineralstoffen zu Kalorien. In Bezug auf den GLYX muss man allerdings den Zuckerzusatz – wie alle anderen Faktoren auch – differenziert bewerten. Laktose (Milchzucker) und Fruktose (Fruchtzucker) lösen nämlich nur eine geringe Blutzuckerreaktion aus. Und auch beim Haushaltszucker, der bekanntlich zur Hälfte aus Fruchtzucker besteht, fällt sie niedriger aus als bei Weißbrot oder Traubenzucker. In süßen Früchten mit unterschiedlichen Glukose- und Fruktoseanteilen kann noch zusätzlich der Gehalt an Fruchtsäure eine Rolle spielen. Je höher die Konzentration des Gesamtzuckers und der Säuregrad einer Frucht oder eines Getränks sind, desto geringer kann der GLYX-Faktor ausfallen, weil beides Einfluss auf die Geschwindigkeit der Magenentleerung hat.

Die Menge macht's – auch beim GLYX

Als Standard-Testmenge für die Ermittlung des GLYX verschiedener Lebensmittel nimmt man meistens 50 Gramm verfügbare Kohlenhydrate. Wenn Sie beispielsweise Möhren mit einem mittleren GLYX essen, so sollten Sie Folgendes bedenken: Eine normale Portion von 100 bis 200 Gramm Möhren enthält relativ wenig Kohlenhydrate (pro 100 Gramm Möhren 6 Gramm Kohlenhydrate), sodass sie in Bezug auf den Blutzuckeranstieg eher vernachlässigt werden kann. Um 50 Gramm Kohlenhydrate mit Möhren aufzunehmen, müssten Sie immerhin gut 800 Gramm davon essen. Wenn Sie dagegen Pommes frites mit einem relativ hohen GLYX essen, so ist das schon bedenklicher. Schließlich ist die Kohlenhydratmenge in Pommes frites etwa fünf- bis sechsmal höher als diejenige in den Möhren.

Noch ein weiteres Beispiel soll den Einflussfaktor »Verzehrmenge« verdeutlichen. So ist ein moderater Zucker- und Süßigkeitenverzehr, z. B. der Teelöffel Zucker in der fruchtigen Quarkspeise oder ein, zwei Bonbons zwischendurch durchaus in Ordnung!

GLYX – *Ausgleich*

für den Energiehaushalt

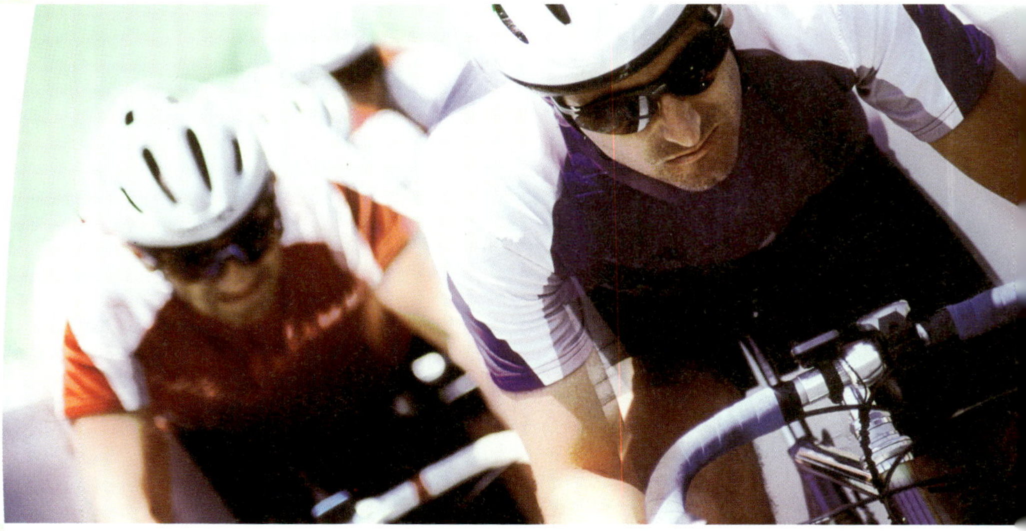

Die Ernährung nach dem GLYX ist nicht nur für Diabetiker interessant. Vor allem Übergewichtige und Sportler haben großes Interesse an einer Ernährungsumstellung auf die GLYX-Diät. Und auch Sie werden Gesundheits- und Gewichtsprobleme in den Griff bekommen.

Wem kann der GLYX helfen?

Leiden Sie öfter unter Heißhungerattacken? Haben Sie wenig Energie? Fehlt Ihnen bei längeren körperlichen und geistigen Anstrengungen das Durchhaltevermögen? Haben Sie Probleme mit Ihrem Gewicht oder Stoffwechselerkrankungen wie erhöhte Blutzucker-, Blutfett- und/oder Blutdruckwerte? Haben Sie oft ein unstillbares

Verlangen nach Brot, Teigwaren und Kuchen? Wachen Sie manchmal nachts auf und haben Verlangen nach etwas Süßem? Wenn ja, dann lohnt es sich, ab sofort den Einfluss Ihrer Ernährung und Ihres Essverhaltens auf den Blutzuckerspiegel ernst zu nehmen und unter Beachtung des GLYX zu korrigieren.
Neben der ursprünglichen Zielgruppe der Diabetiker sind es zur Zeit vor allem Sportler und Übergewichtige, die besonderes Interesse am GLYX zeigen. Den größten Nutzen haben übergewichtige so genannte Typ-2-Diabetiker und Patienten mit metabolischem Syndrom. Der durch eine Ernährung nach dem GLYX gezügelte, maßvolle Blutzuckeranstieg erfordert weniger Insulin. Ständig hohe Insulinspiegel begünstigen dagegen die Entstehung der Spätfolgen des Diabetes mellitus wie Fettstoffwechselstörungen und Arteriosklerose. Um dies zu vermeiden, ist jedoch gleichzeitig Fettsparen angesagt. Zu viel Fett in der Nahrung und im Körper hindert nämlich wiederum das Insulin daran, seinen Job zu tun, das heißt den Blutzuckerspiegel in gesunden Grenzen zu halten. Indirekt kann dadurch der Blutzuckerspiegel sogar ansteigen, wodurch wieder mehr Insulin benötigt wird. Daran können Sie erkennen, dass weniger Kohlenhydrate zu essen und sich statt dessen mehr Fett zu genehmigen, gerade für Diabetiker ein falsches Ernährungskonzept ist. Wir dürfen neben den kurzfristigen Folgen einer Mahlzeit (z. B. Blutzuckeranstieg) nicht die langfristigen Folgen einer Fehlernährung und Stoffwechselentgleisung (z. B. Hyperinsulinismus) aus den Augen verlieren.

Ernährung nach dem GLYX kann nicht nur den gefürchteten Spätfolgen des Diabetes vorbeugen, sondern ist auch für Sportler und Übergewichtige eine gesunde Empfehlung.

Zur Vorbeugung bestens geeignet

Mir liegt sehr daran, dass Sie das GLYX-Konzept als Beitrag zu einer insgesamt gesünderen Ernährung verstehen, deren gesundheitlicher Vorteil besonders in der Vorbeugung gegen Herz-Kreislauf-Erkrankungen liegt. Dies zeigt auch das Ergebnis einer Untersuchung, die sich mit dem Zusammenhang zwischen der Qualität der verzehrten Kohlenhydrate und dem Auftreten von Herzerkrankungen befasst. Speisen, die den Blutzuckergehalt nur in geringem Maße ansteigen lassen – also einen niedrigen GLYX aufweisen –, haben einen doppelt positiven Einfluss auf die Gesundheit von Herz und Kreislauf. Wie eine englische Studie gezeigt hat, kann nicht nur das Insulin besser wirken, sondern auch die Cholesterinwerte im Blut verändern sich vorteilhaft: Der Anteil des günstigen HDL-Cholesterins steigt in direkter Abhängigkeit vom GLYX der Ernährung. Dieser Effekt, so die Studie, zeigt sich bei Frauen noch deutlicher als bei Männern. Ein niedriger GLYX wirkt sich also in vielerlei Hinsicht positiv aus.

Falsche Diätvorschriften über Bord werfen

Es darf nicht vergessen werden, dass die Ermittlung des GLYX zu einer sachlichen und rationalen Betrachtung der Ernährungstherapie bzw. Diabetesdiät beigetragen hat. »Da wir heute wissen, dass Kartoffeln wie Zucker auf die Blutglukose wirken und Schokolade wie Schwarzbrot, kann man Diabetespatienten, die geschult und gut eingestellt sind und systematisch Stoffwechselkontrolle betreiben, die spontane Wahl aus dem Nahrungsmittelangebot nicht länger verwehren«, so der Diabetes-Experte Prof. E. A. Chantelau im Lehrbuch »Diabetes mellitus« (siehe Seite 124).

Mit dieser für manche sicherlich provozierenden Aussage möchte ich den Verweis auf die diätetischen Vorteile des GLYX abschließen. Für insulinabhängige Typ-1-Diabetiker ist ohnehin die Insulingabe zweifellos die wichtigste Behandlungsmaßnahme gegenüber einer Kost mit niedrigem GLYX. Selbstverständlich gilt die Empfehlung, dass Diabetiker grundsätzlich ihre Ernährung, Medikamenteneinnahme, Insulinverabreichung sowie natürlich auch ihr Bewegungsprogramm mit dem Arzt abstimmen müssen.

GLYX für alle

Wenn die Amerikaner polemisch bei der Hypotonie (niedriger Blutdruck) von der »deutschen Krankheit« sprechen, so könnte man getrost kontern, dass die Hypoglykämie (zu niedriger Blutzuckerspiegel) ein typisch amerikanisches Phänomen sei. Jedenfalls ist diese

Blutzuckersituation immer wieder Gegenstand populärer amerikanischer Ernährungsratgeber, insbesondere solcher, die sich kritisch mit der Quantität und Qualität des Kohlenhydratverzehrs auseinander setzen. Medizinisch ist diese Glukoseverknappung als Unterzuckerung oder niedriger Blutzucker bekannt. Damit ist jedoch kein Dauerzustand im Sinne eines ständigen Mangels gemeint, sondern eine überschießende Reaktion auf (zu viel) Glukose.

Nach dem Verzehr schnell wirksamer Kohlenhydrate ergibt sich eine steil ansteigende und dann rasch absinkende Blutzuckerkurve. Dieser Blutzuckerverlauf ist typisch für ein Frühstück mit Weißmehlbrötchen, Konfitüre und gezuckertem Kaffee. Wer so frühstückt, läuft Gefahr, in das gefürchtete »Heißhungerloch« am Vormittag zu fallen. Auch die durch Hypoglykämie hervorgerufene Müdigkeit am Nachmittag kann Folge der postprandial (= nach dem Essen) auftretenden, insulingesteuerten Absenkung des Blutzuckers sein. Typische Anzeichen und Begleiterscheinungen des ra-

Achten Sie einmal auf Ihre tägliche Energiekurve: Sicher stellen Sie eine Abhängigkeit von der Art und der Menge der verzehrten Nahrungsmittel fest!

Achtung Ausnahmezustand: Hypoglykämie bei Diabetikern!

Bei Diabetikern können unvorhergesehene Anstrengungen bei nicht angepasstem Insulin- und Nahrungsangebot oder ein Zuviel an Insulin ohne entsprechende Nahrungszufuhr eine echte Hypoglykämie hervorrufen, die äußerst gefährlich ist. Es kann zum hypoglykämischen Schock mit Zittern, Schweißausbruch und Herzklopfen bis zur Bewusstlosigkeit kommen. Bereits bei den ersten Anzeichen dieser Unterzuckerung, die durch unzureichende Abstimmung von Kohlenhydratverzehr und Insulingabe ausgelöst wird, ist rasche Abhilfe nötig – am besten in Form von Zucker oder zuckerreichen Getränken mit hohem GLYX. Quasi als »Notlösung« sollten Diabetiker, vor allem diejenigen, die zu Hypoglykämien neigen, stets Traubenzucker bei sich haben. Damit kommt man am schnellsten aus einem Blutzuckertief heraus. Das sollte natürlich keine Dauerstrategie für den Diabetes-Alltag sein.

schen Blutzuckerabfalls und ständiger Blutzuckerschwankungen sind Müdigkeit, Konzentrationsschwäche, geistige Trägheit, Reizbarkeit und Heißhunger – meist wieder auf Süßes. Sogar Schlafstörungen wie nächtliches Aufwachen mit starkem Hungergefühl können die Folge sein, wenn der Blutzucker sich insgesamt in einem instabilen Zustand befindet. Schuld daran sind vor allem die falschen Essgewohnheiten, unter anderem auch zu viel Alkohol vor dem Schlafen gehen.

Mit niedrigem GLYX dem Heißhunger vorbeugen

Eine kohlenhydratreiche und fettarme Diät gilt zur Zeit als das Nonplusultra im Kampf gegen überflüssige Pfunde. Diese Erfolgsformel wird insofern eingeschränkt, als manche Kohlenhydrate eine hohe Insulinstimulation bewirken. Wenn die Blutzuckerschaukel, also das Auf und Ab in der Blutzuckerkurve, erst einmal in Gang gesetzt worden ist, verlangt der Körper in der Phase der Unterzuckerung unweigerlich nach Nachschub. Der hohe Insulinspiegel verhindert jedoch, dass das gegensteuernde Hormon Glukagon freigesetzt wird. Es hat die Aufgabe, Glukose aus den Lebervorräten zu mobilisieren. Da diese Reaktion aber unterdrückt wird, kommt es zwangsläufig zum Heißhunger auf Süßes. Der Körper weiß aus Erfahrung, dass schnell verfügbare Zucker am schnellsten aus dem Tief heraushelfen. Im ungünstigsten Fall wird der Blutzucker aber wieder nur kurzfristig angehoben. Die erneute Insulinausschüttung ist vorprogrammiert. So kann man sich mit Zucker, Weißmehlprodukten, Süßigkeiten und Limonaden buchstäblich hungrig essen oder trinken.

Lassen Sie sich vom Heißhunger nicht dazu verführen, sich an Snacks und Süßigkeiten hungrig zu essen!

Vergessen Sie nicht: Solange der Insulinspiegel hoch ist, wirkt das Speicherhormon Insulin auch gleichzeitig noch als »Verschlusshormon«. Das eingelagerte Fett wird nicht mobilisiert und kann so nicht als Energiequelle angezapft werden. Diesen verhängnisvollen Kreislauf können Sie am einfachsten unterbrechen, indem Sie nicht ständig zwischendurch naschen und ihre Lebensmittelauswahl am GLYX orientieren. Lebensmittel und Mahlzeiten mit niedrigem bis mittleren GLYX sättigen anhaltend, stimulieren das Insulin nicht übermäßig und tragen dazu bei, dass anteilmäßig auch Fett als Energiequelle zum Zuge kommt. Im Gegensatz zu rigorosen Crash-Diäten werden durch die gleichmäßige Kohlenhydratzufuhr auch die körpereigenen Proteinbestände am besten geschont.

Überschüssiges Körperfett verbrennt am besten im Feuer der Kohlenhydrate mit dem richtigen GLYX-Faktor. Besonders fatal wirkt sich dagegen die für die Snack- und Fast-Food-Ernährung typische Kombination aus stark blutzuckerwirksamen Kohlenhydraten und viel Fett aus. Durch die hohe Insulinausschüttung landet das Fett wie in einer Einbahnstraße in den Fettdepots. Gehen Sie qualitätsbewusst mit allen Nahrungskohlenhydraten um. Das GLYX-System hilft Ihnen dabei.

Zwingen Sie sich nicht zum Verzicht auf Süßes, sondern gönnen Sie es sich in vernünftigen Maßen und planen Sie es in die Ernährung ein!

Was können Sie gegen die süße Verführung tun?

- Vermeiden Sie alle einseitigen und zu strengen Diäten. Sie führen am ehesten zu Ausbrüchen.
- Essen Sie auch während des Abnehmens regelmäßig, das heißt etwa drei bis fünf kleinere Mahlzeiten; bevorzugen Sie dabei komplexe ballaststoffhaltige Kohlenhydrate in Verbindung mit einer Proteinkomponente. Das beugt Blutzuckerschwankungen vor.
- Wenn Ihr Magen knurrt und sich alle Gedanken um etwas Essbares drehen, knabbern Sie Äpfel, Möhren, Selleriestängel, zwei bis drei Oliven oder Käsewürfel. Trinken Sie dazu ganz langsam ein Glas (Mineral-)Wasser. Manche mögen auch ein bis zwei Löffel körnigen Frischkäse oder ein gekochtes Ei.
- Gehen Sie Locklebensmitteln besser aus dem Weg, indem Sie sie nicht offen herumliegen lassen (z. B. beim abendlichen Fernsehen) oder sie gar nicht erst einkaufen.

Letztendlich müssen Sie lernen, mit verführerischen Lebensmitteln ganz normal umzugehen. Ein Riegel Schokolade macht nicht dick, wenn Sie ihn ganz bewusst und vor allem ohne Schuldgefühle genießen und in der Tagesration mit einplanen.

Das Ziel: gleichmäßige Energie

Ob Schulkinder, Schreibtischtäter oder Sportler – sie alle profitieren von einem möglichst gleichmäßigen Blutzuckerniveau. Damit der energiespendende Zucker »zeitverzögert« und damit kontinuierlich über einen längeren Zeitraum zur Verfügung steht, muss er entsprechend verpackt sein. Ausdauertests bei Leistungssportlern, die eine kohlenhydratbetonte Mahlzeit mit verhältnismäßig niedrigem GLYX verzehrten, beweisen eindeutig ein längeres Durchhaltevermögen im Vergleich zu einer Kohlenhydratkost mit hohem GLYX. Der Blutzuckerspiegel erhält nach dem Verzehr von Lebensmitteln mit niedrigem GLYX über einen längeren Zeitraum beständig Nachschub und »verpufft« deshalb nicht so schnell in seiner Wirkung – man fühlt sich länger satt.

Für Wettkämpfe machen Sie sich fit, indem Sie zwei bis drei Stunden vorher die letzte größere Mahlzeit mit niedrigem bis mittlerem GLYX zu sich nehmen.

Was sollen Sportler beachten?

Zur besseren Bekömmlichkeit soll eine solche Mahlzeit spätestens zwei Stunden vor dem Wettkampf gegessen werden. Unmittelbar vor, während und nach der Belastung gelten teilweise andere Gesetze. Hier sind leicht verdauliche hochglykämische Kohlenhydratspender die bessere Wahl. Letztlich muss ich aber jedem sportlich Aktiven raten, auszuprobieren, was ihm am besten vor einem Wettkampf bekommt. Ein Hülsenfruchteintopf oder Frischkornbrei ist dann wirklich nicht angebracht. Spaghetti, Basmatireis und Vollkornhaferflocken gelten allerdings als allgemein gut verträgliche Kohlenhydratspender mit günstigem GLYX. Wer derart gut vorbereitet ist, kann darauf zählen, dass der Kohlenhydratnachschub aus dem Dünndarm auch nach 90 Minuten noch nicht versiegt ist. Man hat so auch seltener das Bedürfnis, kurz vor einem Wettkampf oder zwischendurch Kohlenhydrate nachzuschieben. Während eines Langzeiteinsatzes empfehlen sich dann allenfalls Apfelsaft mit Wasser im Verhältnis 1 : 2 verdünnt oder Sportgetränke mit fünf bis sechs Prozent Kohlenhydraten insgesamt, etwa 500 bis 600 Milliliter pro Stunde, auf mehrere kleinere Trinkportionen verteilt.

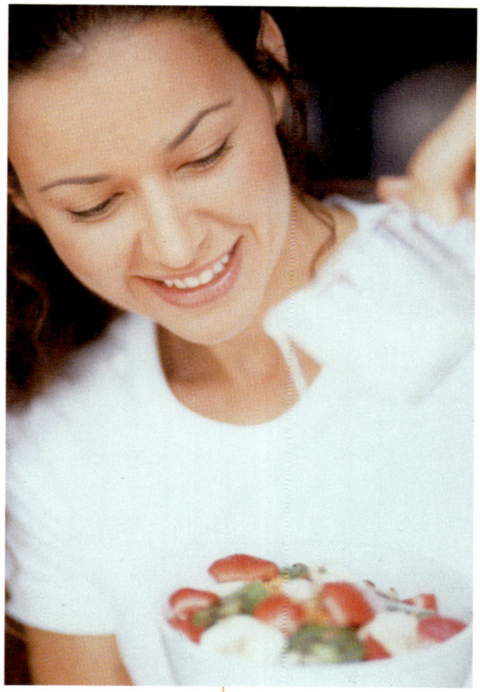

Eine Mahlzeit aus ungesüßtem Obstsalat sollten Sie sich öfters gönnen. Er schmeckt, hält schlank und ist gesund.

Nach dem Sport füllen verständlicherweise Lebensmittel mit einem hohen GLYX die entleerten Muskelglykogen-Depots schneller wieder auf. Der hohe GLYX-Faktor lässt den Zucker im Blut rasch und hoch ansteigen. Das dadurch entsprechend stimulierte Insulin sorgt für den schnellen Eintritt des Zuckers in die Muskelzellen und für seine Speicherung als Glykogen.

Drei oder fünf Mahlzeiten am Tag?

Neben der Berücksichtigung des GLYX lassen sich durch über den Tag verteilte kleine Mahlzeiten starke Blutzuckerschwankungen vermeiden, und es wird weniger Insulin benötigt. Das liegt ganz im Trend einer aktuellen figurbewussten Essempfehlung, die sich »Nibbling« bzw. »Grazing« nennt. Angeblich haben unsere Vorfahren so gegessen. Sie waren den ganzen Tag unterwegs und aßen mal hier, mal dort etwas, je nachdem, ob sie etwas sammeln oder erlegen konnten. Ständiges Zu-viel-Essen kam wohl nicht vor, und die große Völlerei war sicher die Ausnahme. »Nibbling« kommt aus dem Englischen und bedeutet: über den Tag verteilt ständig etwas knabbern und viele kleine Portionen trinken. Es ist der ideale Ess- und Trinkrhythmus für Sportler in einer langen Wettkampfsituation. »Grazing« ist den Tieren abgeschaut, die ganztägig auf der Weide grasen. Wissenschaftlicher Hintergrund der neuen Grazing-Diätwelle ist eine Schweizer Studie, die zeigte, dass sieben Snackportionen gegenüber drei herkömmlichen Mahlzeiten trotz insgesamt höherem Kaloriengehalt zu einer besseren Gewichtsabnahme führten. Man erklärt sich das so: Die Miniportionen lassen Magen und Darm ständig arbeiten, und die Thermogenese (Wärmebildung nach dem Essen) wird gesteigert. Bei häufigerer Nahrungsaufnahme wird der Stoffwechsel erhöht. Es lohnt sich eine »Umverteilung« der Kalorien auf mehrere kleine Dosen.

»Öfter essen und besser abnehmen«?

Es gibt Experten, die drei Mahlzeiten als ideal ansehen, da zwischen den Mahlzeiten lange Phasen mit niedrigen Insulinspiegeln entstehen und der Fettabbau somit nicht gehemmt wird. Dazu kann man noch kein abschließendes Urteil fällen. Zwischenmahlzeiten können zwar die Insulinausschüttung stimulieren, große Mahlzeiten tun dies aber sicherlich stärker als kleinere. Nach einer üppigen Portion kann für lange Zeit relativ viel Insulin im Blut vorhanden sein. Während der Phase der Gewichtsreduktion kann eine Beschränkung auf drei Mahlzeiten psychologisch von Vorteil sein.

Andernfalls lassen sich auf Dauer sowohl zur Vorbeugung von Übergewicht als auch zum Halten des Gewichts und zur Leistungsstabilisierung mit mehreren kleineren Mahlzeiten unter Beachtung des GLYX ebenso gute Ergebnisse erzielen.

Je nach individuellem Bedürfnis sollte die Nahrungsaufnahme der Leistungsfähigkeit angepasst sein. Ich rate im Bedarfsfall aber zu »einfachen Lösungen« für eventuelle Zwischenmahlzeiten wie einem Apfel, ein paar Oliven, zwei bis drei Käsewürfeln, einigen Nusskernen, Kürbiskernen oder gerösteten Sojabohnen, Trockenobst (z. B. Aprikosen), Naturjoghurt oder einer Scheibe Roggenvollkornbrot mit fettarmem Käse. Als Getränke empfehle ich Wasser, Mineralwasser, verdünnte Säfte oder Tees ohne Zuckerzusatz.

Für drei wie für fünf Mahlzeiten täglich gibt es plausible Argumente – doch Sie müssen selbst herausfinden, was besser für Sie ist.

Probieren Sie aus, wie viele Mahlzeiten Sie brauchen

Was die Leistungsfähigkeit betrifft, haben sich mehrere kleine Mahlzeiten für viele Menschen als günstig erwiesen. Dem Leistungsmaximum am Vormittag folgt ein Absinken gegen Mittag hin. Ein allzu üppiges Mittagessen kann dieses Tief verstärken. Zu lange Abstände zwischen den Mahlzeiten können ebenfalls zu Leistungstiefs führen. Auch zur Entlastung der Verdauung erweist sich die verteilte Aufnahme von Mahlzeiten als günstig. Letztlich müssen Sie aber selbst herausfinden, mit wie vielen Mahlzeiten Sie zufrieden sind.

Lange Esspausen verstärken den Heißhunger

Übergewichtige empfinden es oft als angenehm, dass häufiges Essen weniger Hungergefühle zwischen den Mahlzeiten aufkommen lässt. Wer dagegen sehr selten und unregelmäßig isst und ganze Mahlzeiten ausfallen lässt, provoziert ein Überessen infolge Heißhungers.

Häufig haben Übergewichtige jedoch weniger Schwierigkeiten damit, eine Mahlzeit ganz auszulassen, als vielmehr damit, eine begonnene Mahlzeit rechtzeitig zu beenden. Das Sättigungs-Signal des Körpers stellt hier das Problem dar. Für jene Personen ist es leichter, dreimal am Tag die Nahrungsaufnahme zu beenden, als fünf- oder sechsmal.

Heißhunger gezielt vermeiden

Für Diabetiker ist es sinnvoller, über den Tag verteilt z. B. fünf kleinere Mahlzeiten zu essen. Einerseits lassen sich damit starke Blutzuckerschwankungen vermeiden, und andererseits wird nachfolgend weniger Insulin benötigt. Ein gleichbleibend hoher Blutzuckerspiegel hält satt. Ein rasch abfallender Blutzuckerspiegel, verursacht durch eine hohe Insulinausschüttung, macht hungrig.

Für medikamentös behandelte Diabetiker ist es besonders wichtig, eine Unterzuckerung zu vermeiden. Daher sind regelmäßige Mahlzeiten und eine gute Abstimmung mit den blutzuckersenkenden Medikamenten wichtig.

Für Kinder gilt die Empfehlung, mehrmals am Tag zu essen, weil ihre Glykogenspeicher kleiner sind als die von Erwachsenen. Folglich reagieren Kinder sensibler auf Blutzuckerschwankungen, und ein stärkerer Abfall ihres Blutzuckerspiegels sollte durch regelmäßige Nahrungszufuhr vermieden werden. Kinder benötigen als Startenergie ein gehaltvolles Kohlenhydratfrühstück, z. B. ein Müsli mit Haferflocken ohne zusätzlichen Zucker.

Kinder sollten über den Tag verteilt essen, weil ihr Körper noch nicht so viel Glukose speichern kann und ihr Blutzuckerspiegel leichter schwankt.

Die Beachtung des GLYX trägt am besten dazu bei, unnötige Heißhungerattacken und ständiges Zwischendurchessen (»Naschen«) zu vermeiden.

Der GLYX

in der Praxis

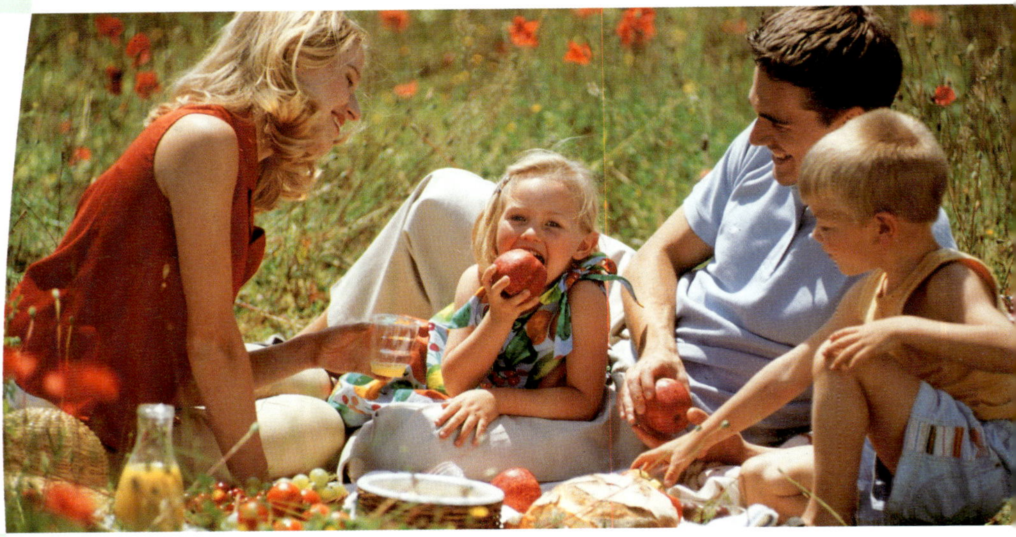

Wie der GLYX-Faktor zustande kommt, ist Ihnen nunmehr bekannt. Jetzt sollten Sie Ihr Wissen um eine fitnessfördernde, gesund- und schlankerhaltende Kohlenhydratauswahl in die Tat umsetzen!

Die Tabellen bieten Hilfe

Orientieren Sie sich an den nachfolgenden GLYX-Tabellen und den zahlreichen, leckeren Rezepten. Dabei haben wir ganz bewusst eine gesunde Verknüpfung von günstigem GLYX und möglichst hoher Nährstoffdichte, also einem günstigem Vitamin- und Mineralstoffgehalt, angestrebt. Da auch das Fett im Auge behalten wurde, können Sie die Gerichte ganz unbeschwert genießen.

Wie sind die GLYX-Tabellen aufgebaut?

Die erste GLYX-Tabelle von Seite 70 bis 75 ist nach Lebensmittelgruppen geordnet. Die zweite Tabelle von Seite 76 bis 80 ist hingegen alphabetisch geordnet. Sie finden in beiden Tabellen drei Bewertungsstufen:

- niedriger GLYX: An diesen Lebensmitteln dürfen Sie sich gerne und oft satt essen. Farbe: grün
- mittlerer GLYX: Hier müssen Sie aufpassen und sich mengenmäßig etwas zurückhalten. Besonders beim Abnehmen sollten Sie diese Lebensmittel nicht noch mit Fetthaltigem kombinieren. Farbe: gelb
- hoher GLYX: Von den Lebensmitteln in dieser Kategorie sollten Sie nur sehr wenig bzw. nur gelegentlich essen. Eine fatale Kombination sind Lebensmittel mit hohem GLYX und viel Fett. Essen Sie deshalb innerhalb einer Mahlzeit möglichst keine Kohlenhydrate mit hohem GLYX und gleichzeitig viel Fett, z. B. Baguette mit fettreichem Käse. Farbe: rot

Die Farben in den GLYX-Tabellen sind nach dem Ampel-Prinzip ausgewählt: grün, gelb und rot.

Lebensmittel richtig kombinieren

Ideale Fitmacher-Kombinationen sind Mahlzeiten mit Lebensmitteln, die einen niedrigen bis mittleren GLYX aufweisen und in Verbindung mit fettarmen Proteinträgern verzehrt werden, wie z. B. frisches Obst mit Magerquark oder Gemüse mit Basmatireis und Fisch.

Zusätzlich erfolgt in den Tabellen ein Hinweis auf die Nährstoffe, also Vitamine, Mineralstoffe und bioaktive Substanzen, mit denen die entsprechenden Lebensmittel besonders gut ausgestattet sind, z. B. Vitamin B_1 und Magnesium bei Vollkornprodukten oder Vitamin C und bioaktive Pflanzenstoffe bei Gemüsen.

Wenn Sie beides im Auge behalten, das heißt einen möglichst günstigen GLYX-Faktor und eine hohe Nährstoffdichte, verbessert sich automatisch die Qualität Ihrer Ernährung. Das kommt nicht nur Figur und Fitness, sondern vor allem Ihrem aktiven Gesundheitsschutz zugute.

Die großen GLYX-Tabellen mit über 150 Lebensmitteln

GLYX-Tabelle nach Lebensmittelgruppen

(Erläuterungen zu den Abkürzungen in der Tabelle finden Sie auf Seite 81)

Lebensmittel	Nährstoffdichte
Brot und Backwaren	
niedriger GLYX	
Sojabrot mit Leinsamen	günstiger Gehalt an Vit. B_1, Mg, Bst., SPS
Vollkornbrot mit Leinsamen	günstiger Gehalt an Vit. B_1, Mg, Bst.
Roggenvollkornbrot, grobkörnig	günstiger Gehalt an Vit. B_1, Mg, Bst.
Haferkleiebrot	günstiger Gehalt an Vit. B_1, Mg, Bst.
Gerstenvollkornbrot, grobkörnig	günstiger Gehalt an Vit. B_1, Mg, Bst.
Mehrkornvollkornbrot (Körner- und Saatenmischung)	günstiger Gehalt an Vit. B_1, Mg, Bst.
Pumpernickel	günstiger Gehalt an Mg, Bst.
Vollkornfrüchtebrot mit Trockenfrüchten	günstiger Gehalt an Vit. B_1, Mg, K, Bst.
Apfelmuffins	mittlerer Gehalt an K
Bananenkuchen	günstiger Gehalt an K
Haferkleiekekse und ungezuckertes Hafergebäck	günstiger Gehalt an Vit. B_1, Mg, Bst.
Knäckebrot, ballaststoffreich	günstiger Gehalt an Bst.
mittlerer GLYX	
Vollkornbrot, fein geschrotet	günstiger Gehalt an Vit. B_1, Mg
Vollkornknäckebrot	günstiger Gehalt an Vit. B_1, Mg
Brot, glutenfrei	gering
Pitabrot	gering
Chapati (indisches Fladenbrot) aus Perlhirse, Mais oder Gerste	gering
Bagels	gering
Tacoschalen	gering
Reiskräcker	gering
Pizzabrot	gering
Pizza mit Käse und Tomaten	Achtung: Fettgehalt beachten!
Gebäck, Cracker, Biskuits, Butterkekse	Achtung: Fettgehalt beachten!

Lebensmittel	Nährstoffdichte
hoher GLYX	
Weißbrot/Brötchen	niedrig
Französisches Baguette	niedrig
Croissants	hoher Fettgehalt
Waffeln	hoher Fettgehalt
Frühstückscerealien und Getreideflocken	
niedriger GLYX	
Frischkornbrei	günstiger Gehalt an Vit. B_1, Mg, Bst.
Kleieflocken	günstiger Gehalt an Vit. B_1, Mg, Bst.
Vollkornmüsli ohne Zuckerzusatz	günstiger Gehalt an Vit. B_1, Mg, Bst.
Vollkornhaferflocken	günstiger Gehalt an Vit. B_1, Vit. E, Mg, Bst.
Weizenkeime	günstiger Gehalt an Vit. B_1, Vit. E, Mg, Bst.
mittlerer GLYX	
Fertigmüslis mit Zuckerzusatz	mittlerer Gehalt an Vit. B_1 und Mg
Instant-Haferflocken	günstiger Gehalt an Vit. B_1 und Mg
Porridge	günstiger Gehalt an Vit. B_1 und Mg
hoher GLYX	
Cornflakes, Pops & Co.	z. T. werden Vitamine und Mineralstoffe zugesetzt
Getreide, Teigwaren und Kartoffeln	
niedriger GLYX	
Getreidekörner, ganz oder grob geschrotet	hoher bis mittlerer Gehalt an Vit. B_1, Mg, Bst.
Gerstengraupen	mittlerer Gehalt an Vit. B_1, Mg, Bst.
Buchweizen	hoher bis mittlerer Gehalt an Vit. B_1, Mg, Bst.
Bulgur	mittlerer Gehalt an Vit. B_1, Mg, Bst.
Parboiled Reis	gering
Vollkornspaghetti	hoher bis mittlerer Gehalt an Vit. B_1, Mg, Bst.
Spaghetti und andere Teigwaren aus Hartweizen	gering
Glasnudeln aus Mungbohnen	gering
mittlerer GLYX	
Neue Kartoffeln, gekocht	mittlerer Gehalt an K, Vit. C
Süßkartoffeln, Yam	mittlerer Gehalt an K, Vit. C
Basmatireis	gering
Vollkornreis	mittlerer bis hoher Gehalt an Vit. B_1, Mg, Bst.
Wilder Reis	mittlerer bis hoher Gehalt an Vit. B_1, Mg, Bst.
Hirse	mittlerer bis hoher Gehalt an Vit. B_1, Mg, Bst.
Couscous	mittlerer Gehalt an Vit. B_1, Mg, Bst.
Mais (Gemüsemais)	mittlerer bis hoher Gehalt an Vit. B_1, Mg, Bst.

Lebensmittel	Nährstoffdichte
Popcorn	gering
Langkornreis, gekocht	gering
Kartoffelbrei	gering
Gnocchi	gering
Kartoffelchips	niedrig; hoher Fettgehalt
hoher GLYX	
Kartoffeln, gebacken	mittel
Kartoffeln, in der Mikrowelle gegart	mittel
Pommes frites	Fettgehalt beachten!
Kartoffelpulver (Instantprodukt)	niedrig
Instant-Reis	niedrig
Maisstärke, gekocht	praktisch Null
Weißer Reis (niedriger Amylosegehalt), gekocht	niedrig
Hülsenfrüchte, Nüsse und Ölsaaten	
niedriger GLYX	
Sojabohnen	hoher Gehalt an Vit. B_1, Mg., Bst., SPS
Linsen	hoher Gehalt an Vit. B_1, Mg., Bst.
Kidneybohnen	hoher Gehalt an Vit. B_1, Mg., Bst.
Weiße Bohnen	hoher Gehalt an Vit. B_1, Mg., Bst.
Trockenerbsen	hoher Gehalt an Vit. B_1, Mg., Bst.
Hülsenfrüchte	hoher Gehalt an Vit. B_1, Mg., Bst., SPS
Erdnüsse	Fettgehalt beachten! MUFS, Vit. E, Mg, Fe, SPS
Mandeln	Fettgehalt beachten! MUFS, Vit. E, Mg, Fe, SPS
Walnüsse	Fettgehalt beachten! MUFS, Vit. E, Mg, Fe, SPS
Leinsamen	Fettgehalt beachten! MUFS, Vit. E, Mg, Fe, SPS
Sonnenblumenkerne	Fettgehalt beachten! MUFS, Vit. E, Mg, Fe, SPS
Kürbiskerne	Fettgehalt beachten! MUFS, Vit. E, Mg, Fe, SPS
Sesamsaat	Fettgehalt beachten! MUFS, Vit. E, Mg, Ca, Fe, SPS
Gemüse	
niedriger GLYX	
Alfalfasprossen	günstiger Gehalt an K, Mg, Vit. C, Kar. u. a. SPS, Bst.
Auberginen	mittlerer Gehalt an K, Mg, Vit. C, Kar. u. a. SPS, Bst.
Blattsalate	günstiger Gehalt an K, Mg, Vit. C, Kar. u. a. SPS, Bst.
Brokkoli	günstiger Gehalt an K, Mg, Vit. C, Kar. u. a. SPS, Bst.
Chicorée	günstiger Gehalt an K, Mg, Vit. C, Kar. u. a. SPS, Bst.
Grüne Bohnen	günstiger Gehalt an K, Mg, Vit. C, Kar. u. a. SPS, Bst.
Gurken	mittlerer Gehalt an K, Mg, Vit. C, Kar. u. a. SPS, Bst.

Lebensmittel	Nährstoffdichte
Kohlgemüse aller Art	günstiger Gehalt an K, Mg, Vit. C, Kar. u. a. SPS, Bst.
Mangold	günstiger Gehalt an K, Mg, Vit. C, Kar. u. a. SPS, Bst.
Möhren, roh	günstiger Gehalt an K, Mg, Vit. C, Kar. u. a. SPS, Bst.
Paprika	günstiger Gehalt an K, Mg, Vit. C, Kar. u. a. SPS, Bst.
Pilze	mittlerer Gehalt an K, Mg, Kar. u. a. SPS, Bst.
Radieschen/Rettich	günstiger Gehalt an K, Mg, Vit. C, Kar. u. a. SPS, Bst.
Sellerie	günstiger Gehalt an K, Mg, Vit. C, Kar. u. a. SPS, Bst.
Sojasprossen	günstiger Gehalt an K, Mg, Vit. C, Kar. u. a. SPS, Bst.
Spinat	günstiger Gehalt an K, Mg, Vit. C, Kar. u. a. SPS, Bst.
Tomaten	günstiger Gehalt an K, Mg, Vit. C, Kar. u. a. SPS, Bst.
Zucchini	mittlerer Gehalt an K, Mg, Vit. C, Kar. u. a. SPS, Bst.
Zwiebeln	günstiger Gehalt an K, Mg, Vit. C, Kar. u. a. SPS, Bst.
mittlerer GLYX	
Grüne Erbsen, frisch, TK oder in Dosen	mittlerer bis hoher Gehalt an Mineralstoffen und Vitaminen
Möhren, gekocht	mittlerer Gehalt an Mineralstoffen und Vitaminen, SPS
Kürbis	mittlerer Gehalt an Mineralstoffen und Vitaminen
Rote Bete	mittlerer Gehalt an Mineralstoffen und Vitaminen
Zuckermais	mittlerer Gehalt an Mineralstoffen und Vitaminen
Obst	
niedriger GLYX	
Äpfel	günstiger Gehalt an K, Vit. C, Kar. u. a. SPS
Aprikosen, frisch	günstiger Gehalt an K, Vit. C, Kar. u. a. SPS
Aprikosen, getrocknet	günstiger Gehalt an K, Kar. u. a. SPS
Beeren	günstiger Gehalt an K, Vit. C, Kar. u. a. SPS
Birnen	günstiger Gehalt an K, Vit. C, Kar. u. a. SPS
Grapefruits	günstiger Gehalt an K, Vit. C, Kar. u. a. SPS
Kirschen	günstiger Gehalt an K, Vit. C, Kar. u. a. SPS
Kiwis	günstiger Gehalt an K, Vit. C, Kar. u. a. SPS
Orangen	günstiger Gehalt an K, Vit. C, Kar. u. a. SPS
Pfirsiche	günstiger Gehalt an K, Vit. C, Kar. u. a. SPS
Pflaumen	günstiger Gehalt an K, Vit. C, Kar. u. a. SPS
Trauben	günstiger Gehalt an K, Vit. C, Kar. u. a. SPS
Avocados	Fettgehalt beachten!
mittlerer GLYX	
Ananas	günstiger Gehalt an K, Vit. C, Kar. u. a. SPS
Aprikosen in Dosen	günstiger Gehalt an K, Vit. C, Kar. u. a. SPS
Bananen	günstiger Gehalt an K, Vit. C, SPS
Mangos	günstiger Gehalt an K, Vit. C, Kar. u. a. SPS

Lebensmittel	Nährstoffdichte
Melonen	günstiger Gehalt an K, Vit. C, Kar. u. a. SPS
Papayas	günstiger Gehalt an K, Vit. C, Kar. u. a. SPS
Rosinen	günstiger Gehalt an K, Kar. u. a. SPS
Getränke	
Ohne GLYX	
Mineralwasser	reich an Mineralstoffen
Tee und Kaffee ohne Zucker	Achtung: Koffein wirkt entwässernd
niedriger GLYX	
Apfelsaft	kaliumreich
Apfelsaftschorle	Fitnessgetränk, ausgezeichneter Durstlöscher
Buttermilch	kalziumreich
Grapefruitsaft	Vitamin-C- und kaliumreich
Orangensaft	Vitamin-C-reich, Bioflavonoide
Sojadrink	Austauschprodukt bei Milch(zucker)unverträglichkeit
Tomatensaft	reich an Karotinoiden, besonders Lykopin
Trinkmilch	kalziumreich
mittlerer GLYX	
Fruchtsaftgetränke	Zuckerzusatz beachten; z. T. Vitamin- u. Mineralstoffzusatz
Fruchtnektare	Zuckerzusatz beachten; z. T. Vitamin- u. Mineralstoffzusatz
Sportgetränke, z. B. isotonische Drinks	Zuckerzusatz beachten; z. T. Vitamin- u. Mineralstoffzusatz
Bier	alkoholhaltig
hoher GLYX	
Softdrinks	Zuckerzusatz beachten; sehr niedrige Nährstoffdichte
Colagetränke	Zuckerzusatz beachten; sehr niedrige Nährstoffdichte
Limonaden	Zuckerzusatz beachten; sehr niedrige Nährstoffdichte
Zucker und Süßes	
niedriger GLYX	
Agavensirup	mineralstoffhaltig, z. B. Kalium
Fruktose (Fruchtzucker)	isolierter Zucker ohne Vitamine und Mineralstoffe
Laktose (Milchzucker)	isolierter Zucker, begünstigt die Darmflora; in größeren Mengen abführend
Bitterschokolade (mehr als 70 % Kakaoanteil)	Achtung: Fettgehalt beachten! SPS
mittlerer GLYX	
Konfitüre, Marmelade	gering
Schokolade	Achtung: Fettgehalt beachten!

Lebensmittel	**Nährstoffdichte**
Müsliriegel	Achtung: Fettgehalt beachten!
Eiscreme	Achtung: Fettgehalt beachten!
Honig	praktisch Null
Haushaltszucker	praktisch Null
hoher GLYX	
Traubenzucker	praktisch Null, außer bei Vitamin- u. Mineralstoffzusatz
Maltose (Malzzucker)	praktisch Null, außer bei Vitamin- u. Mineralstoffzusatz
Maltodextrin (Kohlenhydratkonzentrat)	praktisch Null, außer bei Vitamin- u. Mineralstoffzusatz
Maisstärke	praktisch Null, außer bei Vitamin- u. Mineralstoffzusatz
Milchprodukte	
niedriger GLYX	
Milch	günstiger Gehalt an Ca, Vit. B_2; außer bei Magerstufe auch Vit. A u. Vit. D
Joghurt	günstiger Gehalt an Ca, Vit. B_2; außer bei Magerstufe auch Vit. A u. Vit. D
Quark	günstiger Gehalt an Ca, Vit. B_2; außer bei Magerstufe auch Vit. A u. Vit. D
Dickmilch	günstiger Gehalt an Ca, Vit. B_2; außer bei Magerstufe auch Vit. A u. Vit. D
Kefir	günstiger Gehalt an Ca, Vit. B_2; außer bei Magerstufe auch Vit. A u. Vit. D
Yakult (probiotisches Milchgetränk)	günstiger Gehalt an Ca, Vit. B_2; außer bei Magerstufe auch Vit. A u. Vit. D
Trinkschokolade	günstiger Gehalt an Ca, Vit. B_2; außer bei Magerstufe auch Vit. A u. Vit. D
Käse	Achtung: Fettstufen u. Fettgehalt beachten! Ca
mittlerer GLYX	
Eiscreme	Fettgehalt beachten!
Milchprodukte mit viel Zuckerzusatz	besser fettarmer Joghurt oder Quark mit frischem Obst
hoher GLYX	
kommt bei Milchprodukten nicht vor	

Alphabetische GLYX-Tabelle

(Erläuterungen zu den Abkürzungen in der Tabelle finden Sie auf Seite 81)

Lebensmittel	Nährstoffdichte
niedriger GLYX	
Agavensirup	mineralstoffhaltig, z. B. Kalium
Alfalfasprossen	günstiger Gehalt an K, Mg, Vit. C, Kar. u. a. SPS
Äpfel	günstiger Gehalt an K, Vit. C, Kar. u. a. SPS
Apfelmuffins	mittlerer Gehalt
Apfelsaft	kaliumreich
Apfelsaftschorle	Fitnessgetränk, ausgezeichneter Durstlöscher
Aprikosen, frisch	günstiger Gehalt an K, Vit. C, Kar. u. a. SPS, Bst.
Aprikosen, getrocknet	günstiger Gehalt an K, Kar. u. a. SPS, Bst.
Auberginen	mittlere Gehalt an K, Mg, Vit. C, Kar. u. a. SPS, Bst.
Avocados	Fettgehalt beachten!
Bananenkuchen	günstiger Gehalt an K
Beeren	günstiger Gehalt an K, Vit. C, Kar. u. a. SPS, Bst.
Birnen	günstiger Gehalt an K, Vit. C, Kar. u. a. SPS, Bst.
Bitterschokolade (70 % Kakao)	Achtung: Fettgehalt beachten!
Blattsalate	günstiger Gehalt an K, Mg, Vit. C, Kar. u. a. SPS, Bst.
Brokkoli	günstiger Gehalt an K, Mg, Vit. C, Kar. u. a. SPS, Bst.
Buchweizen	hoher bis mittlerer Gehalt an Vit. B_1, Mg, Bst.
Bulgur	mittlerer Gehalt an Vit. B_1, Mg, Bst.
Buttermilch	kalziumreich
Chicorée	günstiger Gehalt an K, Mg, Vit. C, Kar. u. a. SPS, Bst.
Dickmilch	günstiger Gehalt an Ca, Vit. B_2; außer bei Magerstufe auch Vit. A u. Vit. D
Erdnüsse	Fettgehalt beachten! MUFS, Vit. E, Mg, Fe, SPS
Frischkornbrei	günstiger Gehalt an Vit. B_1, Mg, Bst.
Fruchtzucker (Fruktose)	isolierter Zucker ohne Vitamine und Mineralstoffe
Gerstengraupen	mittlerer Gehalt an Vit. B_1, Mg, Bst.
Gerstenvollkornbrot, grobkörnig	günstiger Gehalt an Vit. B_1, Mg, Bst.
Getreidekörner, ganz oder grob geschrotet	hoher bis mittlerer Gehalt an Vit. B_1, Mg, Bst.
Glasnudeln aus Mungbohnen	gering
Grapefruits	günstiger Gehalt an K, Vit. C, Kar. u. a. SPS, Bst.
Grapefruitsaft	Vitamin-C- und kaliumreich
Grüne Bohnen	günstiger Gehalt an K, Mg, Vit. C, Kar. u. a. SPS, Bst.
Gurken	mittllerer Gehalt an K, Mg, Vit. C, Kar. u. a. SPS, Bst.

Lebensmittel	**Nährstoffdichte**
Haferkleiebrot	günstiger Gehalt an Vit. B_1, Mg, Bst.
Haferkleiekekse und ungezuckertes Hafergebäck	günstiger Gehalt an Vit. B_1, Mg, Bst.
Hülsenfrüchte	hoher Gehalt an Vit. B_1, Mg., Bst., SPS
Joghurt	günstiger Gehalt an Ca, Vit. B_2; außer bei Magerstufe auch Vit. A u. Vit. D
Käse	Achtung: Fettstufen u. Fettgehalt beachten! Ca
Kefir	günstiger Gehalt an Ca, Vit. B_2; außer bei Magerstufe auch Vit. A u. Vit. D
Kleieflocken	günstiger Gehalt an Vit. B_1, Mg, Bst.
Kidneybohnen	hoher Gehalt an Vit. B_1, Mg., Bst.
Kirschen	günstiger Gehalt an K, Vit. C, Kar. u. a. SPS, Bst.
Kiwis	günstiger Gehalt an K, Vit. C, Kar. u. a. SPS, Bst.
Knäckebrot, ballaststoffreich	günstiger Gehalt an Bst.
Kohlgemüse aller Art	günstiger Gehalt an K, Mg, Vit. C, Kar. u. a. SPS, Bst.
Kürbiskerne	Fettgehalt beachten! MUFS, Vit. E, Mg, Fe, SPS
Laktose (Milchzucker)	isolierter Zucker, begünstigt die Darmflora; in größeren Mengen abführend
Leinsamen	Fettgehalt beachten! MUFS, Vit. E, Mg, Fe, SPS
Linsen	hoher Gehalt an Vit. B_1, Mg., Bst.
Mandeln	Fettgehalt beachten! MUFS, Vit. E, Mg, Fe, SPS
Mangold	günstiger Gehalt an K, Mg, Vit. C, Kar. u. a. SPS, Bst.
Mehrkornvollkornbrot (Körner- und Saatenmischung)	günstiger Gehalt an Vit. B_1, Mg, Bst.
Milch	günstiger Gehalt an Ca, Vit. B_2; außer bei Magerstufe auch Vit. A u. Vit. D
Möhren, roh	günstiger Gehalt an K, Mg, Vit. C, Kar. u. a. SPS, Bst.
Nudeln aus Hartweizen	gering
Orangen	günstiger Gehalt an K, Vit. C, Kar. u. a. SPS, Bst.
Orangensaft	Vitamin-C-reich, Bioflavonoide
Parboiled Reis	gering
Paprika	günstiger Gehalt an K, Mg, Vit. C, Kar. u. a. SPS, Bst.
Pilze	mittlerer Gehalt an K, Mg, Kar. u. a.SPS, Bst.
Pfirsiche	günstiger Gehalt an K, Vit. C, Kar. u. a. SPS, Bst.
Pflaumen	günstiger Gehalt an K, Vit. C, Kar. u. a. SPS, Bst.
Pumpernickel	günstiger Gehalt an Mg, Bst.
Quark	günstiger Gehalt an Ca, Vit. B_2; außer bei Magerstufe auch Vit. A u. Vit. D
Radieschen	günstiger Gehalt an K, Mg, Vit. C, Kar. u. a. SPS, Bst.

Lebensmittel	**Nährstoffdichte**
Rettich	günstiger Gehalt an K, Mg, Vit. C, Kar. u. a. SPS, Bst.
Roggenvollkornbrot, grobkörnig	günstiger Gehalt an Vit. B_1, Mg, Bst.
Sellerie	günstiger Gehalt an K, Mg, Vit. C, Kar. u. a. SPS, Bst.
Sesamsaat	Fettgehalt beachten! MUFS, Vit. E, Mg, Fe, Ca, SPS
Sojabohnen	hoher Gehalt an Vit. B_1, Mg., Bst., SPS
Sojabrot mit Leinsamen	günstiger Gehalt an Vit. B_1, Mg, Bst., SPS
Sojadrink	Austauschprodukt bei Milch(zucker)unverträglichkeit
Sojasprossen	günstiger Gehalt an K, Mg, Vit. C, Kar. u. a. SPS, Bst.
Sonnenblumenkerne	Fettgehalt beachten! MUFS, Vit. E, Mg, Fe, SPS
Spinat	günstiger Gehalt an K, Mg, Vit. C, Kar. u. a. SPS, Bst.
Tomaten	günstiger Gehalt an K, Mg, Vit. C, Kar. u. a. SPS, Bst.
Tomatensaft	reich an Karotinoiden, besonders Lykopin
Trauben	günstiger Gehalt an K, Vit. C, Kar. u. a. SPS, Bst.
Trinkschokolade	günstiger Gehalt an Ca, Vit. B_2; außer bei Magerstufe auch Vit. A u. Vit. D
Trockenerbsen	hoher Gehalt an Vit. B_1, Mg., Bst.
Vollkornbrot mit Leinsamen	günstiger Gehalt an Vit. B_1, Mg, Bst.
Vollkornhaferflocken	günstiger Gehalt an Vit. B_1, Mg, Bst.
Vollkornmüsli ohne Zuckerzusatz	günstiger Gehalt an Vit. B_1, Mg, Bst.
Vollkornspaghetti	hoher bis mittlerer Gehalt an Vit. B_1, Mg, Bst.
Vollkornfrüchtebrot mit Trockenfrüchten	günstiger Gehalt an Vit. B_1, Mg, K, Bst.
Walnüsse	Fettgehalt beachten! MUFS, Vit. E, Mg, Fe, SPS
Weiße Bohnen	hoher Gehalt an Vit. B_1, Mg., Bst.
Weizenkeime	günstiger Gehalt an Vit. B_1, Vit. E, Mg, Bst.
Yakult (probiotisches Milchgetränk)	günstiger Gehalt an Ca, Vit. B_2; außer bei Magerstufe auch Vit. A u. Vit. D
Zucchini	mittlerer Gehalt an K, Mg, Vit. C, Kar. u. a. SPS, Bst.
Zwiebeln	günstiger Gehalt an K, Mg, Vit. C, Kar. u. a. SPS, Bst.
mittlerer GLYX	
Ananas	günstiger Gehalt an K, Vit. C, Kar. u. a. SPS
Aprikosen in Dosen	günstiger Gehalt an K, Vit. C, Kar. u. a. SPS
Bagels	gering
Bananen	günstiger Gehalt an K, Vit. C
Basmatireis	gering
Bier	alkoholhaltig
Biskuits	Achtung: Fettgehalt beachten!
Brot, glutenfrei	gering
Butterkekse	Achtung: Fettgehalt beachten!

Lebensmittel	Nährstoffdichte
Chapati (indisches Fladenbrot) aus Perlhirse, Mais- oder Gerste	gering
Couscous	mittlerer Gehalt an Vit. B_1, Mg, Bst.
Cracker	Achtung: Fettgehalt beachten!
Eiscreme	Achtung: Fettgehalt beachten!
Fruchtnektare	Zuckerzusatz beachten; z. T. Vitamin- u. Mineralstoff-zusatz
Fruchtsaftgetränke	Zuckerzusatz beachten; z. T. Vitamin- u. Mineralstoff-zusatz
Haushaltszucker	praktisch Null
Gebäck	Achtung: Fettgehalt beachten!
Gnocchi	gering
Grüne Erbsen, frisch, TK oder in Dosen	mittlerer bis hoher Gehalt an Mineralstoffen und Vitaminen
Haferflocken, Instant	günstiger Gehalt an Vit. B_1 und Mg
Hirse	mittlerer bis hoher Gehalt an Vit. B_1, Mg, Bst.
Honig	praktisch Null
Kartoffeln, neu, gekocht	mittlerer Gehalt an K, Vit. C
Kartoffelbrei	gering
Kartoffelchips	niedrig; hoher Fettgehalt
Konfitüre, Marmelade	gering
Kürbis	mittlerer Gehalt an Mineralstoffen und Vitaminen
Langkornreis, gekocht	gering
Mais (Gemüsemais)	mittlerer bis hoher Gehalt an Vit. B_1, Mg, Bst.
Mangos	günstiger Gehalt an K, Vit. C, Kar. u. a. SPS
Melonen	günstiger Gehalt an K, Vit. C, Kar. u. a. SPS
Milchprodukte mit viel Zuckerzusatz	besser fettarmer Jogurt oder Quark mit frischem Obst
Möhren, gekocht	mittlerer Gehalt an Mineralstoffen und Vitaminen, SPS
Müsli mit Zuckerzusatz	mittlerer Gehalt an Vit. B_1 und Mg
Müsliriegel	Achtung: Fettgehalt beachten!
Papayas	günstiger Gehalt an K, Vit. C, Kar. u. a. SPS
Pitabrot	gering
Pizza mit Käse und Tomaten	Achtung: Fettgehalt beachten!
Pizzabrot	gering
Popcorn	gering
Porridge	günstiger Gehalt an Vit. B_1 und Mg
Reiskräcker	gering
Rosinen	günstiger Gehalt an K, Kar. u. a. SPS
Rote Bete	mittlerer Gehalt an Mineralstoffen und Vitaminen

Lebensmittel	**Nährstoffdichte**
Schokolade	Achtung: Fettgehalt beachten!
Sportgetränke, z. B. isotonische Drinks	Zuckerzusatz beachten; z. T. Vitamin- u. Mineralstoffzusatz
Süßkartoffeln, Yam	mittlerer Gehalt an K, Vit. C
Vollkornbrot, fein geschrotet	günstiger Gehalt an Vit. B_1, Mg
Vollkornknäckebrot	günstiger Gehalt an Vit. B_1, Mg
Vollkornreis	mittlerer bis hoher Gehalt an Vit. B_1, Mg, Bst.
Wilder Reis	mittlerer bis hoher Gehalt an Vit. B_1, Mg, Bst.
Zuckermais	mittlerer Gehalt an Mineralstoffen und Vitaminen
hoher GLYX	
Croissants	hoher Fettgehalt
Colagetränke	Zuckerzusatz beachten; sehr niedrige Nährstoffdichte
Cornflakes, Pops & Co.	z. T. werden Vitamine und Mineralstoffe zugesetzt
Französisches Baguette	niedrig
Instant-Reis	niedrig
Kartoffeln, gebacken	mittel
Kartoffeln, in der Mikrowelle gegart	mittel
Kartoffelpulver (Instantprodukt)	niedrig
Limonaden	Zuckerzusatz beachten; sehr niedrige Nährstoffdichte
Maisstärke	praktisch Null, außer bei Vitamin- u. Mineralstoffzusatz
Maisstärke, gekocht	praktisch Null
Maltodextrin (Kohlenhydratkonzentrat)	praktisch Null, außer bei Vitamin- u. Mineralstoffzusatz
Maltose (Malzzucker)	praktisch Null, außer bei Vitamin- u. Mineralstoffzusatz
Pommes frites	Fettgehalt beachten!
Softdrinks	Zuckerzusatz beachten; sehr niedrige Nährstoffdichte
Traubenzucker	praktisch Null, außer bei Vitamin- u. Mineralstoffzusatz
Waffeln	hoher Fettgehalt
Weißbrot/Brötchen	niedrig
Weißer Reis (niedriger Amylosegehalt), gekocht	niedrig

Einige Erläuterungen zu den GLYX-Tabellen sind noch nötig:

- Folgende Abkürzungen werden verwendet: K für Kalium, Ca für Kalzium, Mg für Magnesium, Fe für Eisen, Bst. für Ballaststoffe, Kar. für Karotinoide, SPS für sekundäre Pflanzenstoffe und MUFS für mehrfach ungesättigte Fettsäuren.
- Nüsse und Ölsamen stehen zwar nicht im gelben GLYX-Bereich, sie sollten dennoch wegen des besonders hohen Fettgehalts nur in Maßen genossen werden.
- Fette und Öle sind nicht aufgeführt. Sparsam verwendet gehören sie zu einer ausgewogenen Ernährung. Aus gesundheitlicher Sicht sind neben Oliven- und Rapsöl auch Soja-, Walnuss- und Maiskeimöl zu empfehlen. Als Streichfett können Sie Butter oder ungehärtete Pflanzenmargarine verwenden.
- Bei Gemüse gibt es keine »roten« Einträge, denn eine Einschränkung für den Verzehr von Gemüse ist nicht notwendig. Vermeiden Sie aber fettreiche Zubereitungen wie Bratlinge und paniertes Gemüse. Ohne Mengenbeschränkung können Sie ebenfalls frische, tiefgefrorene und getrocknete Küchenkräuter verwenden.
- Ebenso entfällt eine Beschränkung zum Verzehr von frischem Obst. Lediglich bei Bananen und Trockenfrüchten ist aufgrund des hohen Kohlenhydratgehalts die Gesamtaufnahme im Auge zu behalten. Natürlich sollten auch gezuckertes Kompott und Dosenobst eher die Ausnahme sein. Dosenobst wird von einigen Firmen mittlerweile auch ohne Zuckerzusatz angeboten. Achten Sie auf die Zutatenliste bzw. einen entsprechenden Vermerk!
- Die proteinreichen tierischen Lebensmittel Fleisch, Fisch und Ei enthalten mit Ausnahme der Innereien praktisch keine Kohlenhydrate. Sie gehören zu einer ausgewogenen Ernährung und versorgen uns mit B-Vitaminen, Eisen, Zink, Selen, Jod und hochwertigem Protein. Allerdings ist ihr unterschiedlicher Fettgehalt zu beachten. Fetthaltige Meeresfische wie Hering, Makrele, Lachs, Thunfisch und Sardinen enthalten die lebenswichtigen Omega-3-Fettsäuren und sollten deshalb zweimal wöchentlich auf dem Speiseplan stehen.

Die GLYX-Mahlzeiten: Verbote gibt es nicht!

Richtig essen mit dem GLYX ist ganz einfach. Sie wählen vorzugsweise Lebensmittel, die im grünen Bereich liegen. Lebensmittel im gelben Bereich kombinieren Sie am besten mit solchen, die grün sind oder mit einer fettarmen Proteinkomponente, z. B. Geflügelfleisch oder mit einem Milchprodukt. Natürlich sollten Sie von den »gelben« Lebensmitteln nicht zu viel essen. Schließlich können Sie sich auch einmal Produkte mit einem hohen GLYX erlauben, wenn Sie an dem Tag bei den anderen Mahlzeiten GLYX-bewusster essen. Verbote gibt es keine, sondern nur ein »mehr« oder »weniger«. Bedenken Sie, dass es letztlich auf die Menge ankommt. Folglich heben Lebensmittel mit einem hohen GLYX in »Miniportionen« gegessen oder solche mit einem geringen Kohlenhydratgehalt den Blutzucker auch nur verhältnismäßig wenig an.

Nur auf den GLYX zu achten reicht für eine gesunde Ernährung nicht aus: Es kommt auch auf qualitätsbewusste Zubereitung, Abwechslung und den Genuss beim Essen an!

Sich nur am niedrigen GLYX zu orientieren ist allein nicht ausreichend, um rundum gut versorgt zu sein. Die Gefahr bei Lebensmittellisten in Form einer Rangskala besteht darin, dass man geneigt ist, sich nur an die »Top ten« der niedrigsten GLYX-Faktoren zu halten. Aber eine Ernährung nur aus Linsen, Sojabohnen, Agavennektar, Erdnüssen, Fruchtzucker, Kirschen, Blattsalaten, Reiskleie, Magermilch und Sojadrinks macht noch keinen gesunden Speiseplan aus.

Essen nach der Lebensmittelpyramide

Zu einer ausgewogenen Ernährung tragen verschiedene Lebensmittelgruppen bei. Allerdings haben sie einen unterschiedlichen Stellenwert bei der Ernährungsplanung. Eine gute Orientierungshilfe für die richtigen Verhältnisse in der Küche ist die Lebensmittelpyramide. Die breite Basis – quasi das solide Fundament – gesunder Ernährung bilden Getreide und Getreideerzeugnisse. Sie wissen, dass gerade innerhalb dieser Gruppe die Beachtung des GLYX eine besondere Rolle spielt. Wählen Sie also entsprechend den GLYX-Tabellen

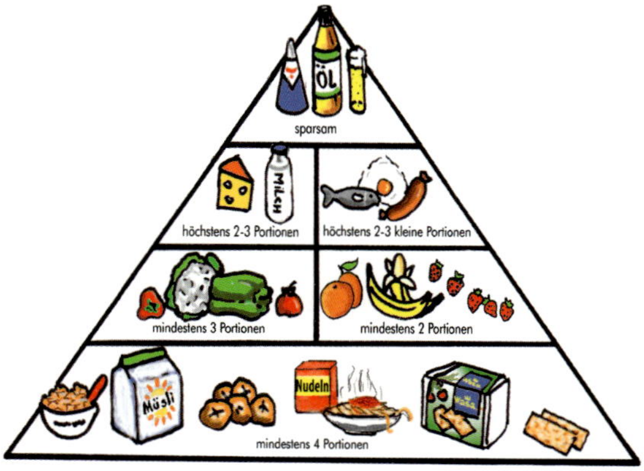

aus. Danach folgen Obst, Gemüse und Hülsenfrüchte. Da die meisten Vertreter dieser pflanzlichen Fitmacher gleichzeitig beim GLYX gut abschneiden, ist ein Mehrverzehr ausdrücklich erwünscht.

Die »5 am Tag«-Empfehlung

Die aktuelle Kampagne der Deutschen Krebsgesellschaft und Landesärztekammern sowie der Deutschen Gesellschaft für Ernährung propagiert »5 am Tag«, das heißt fünfmal täglich Gemüse und Obst. Das bedeutet drei Portionen Gemüse sowie zwei Portionen Obst. Gemüse hat wegen seines höheren Gehalts an bioaktiven Pflanzenstoffen dem Obst gegenüber einen leichten Vorzug. Insgesamt soll durch die farbenfrohe Palette von Aprikosen bis zu Zucchini der körpereigene Gesundheitsschutz abwehrstark gemacht werden. Eine pflanzenbetonte Ernährung ist gleichzeitig auch Fitnessernährung für Herz und Kreislauf, wie wir aus Erfahrungen mit der Mittelmeer-Diät wissen. Spaghetti, reichlich Gemüse, Olivenöl und ein frischer Meeresfisch vom Grill sowie zum Nachtisch frisches Obst entsprechen sowohl den Prinzipien der modernen Herzschutzkost als auch einem vorteilhaften GLYX. So lässt es sich gesund genießen.

Fünf Portionen Gemüse und Obst täglich werden empfohlen zur Vorbeugung von Herzkrankheiten, als Krebsprophylaxe und zur Stärkung des Immunsystems.

An Fettreichem wird gespart

Kommen wir zurück auf die Lebensmittelpyramide. Je weiter man zur Spitze kommt, desto sparsamer sollten wir mit diesen Lebens-

Die Pyramide zeigt es: An der Spitze hat nur ganz wenig Süßes und Fettes Platz. Genau so sollte es auch auf Ihrem Speiseplan sein.

mitteln umgehen. Die oberen Etagen der Pyramide sind also nicht Hauptbestandteile, sondern die Ergänzung einer pflanzen- und kohlenhydratbetonten Basiskost. Es ist empfehlenswert, täglich zwei Milchprodukte zu verzehren, z. B. ein Glas Milch oder einen Becher Joghurt sowie eine Portion Quark oder fettarmen Käse. Wer Milch nicht mag oder verträgt, kann auf Sojaprodukte ausweichen. Darüber hinaus sind jeweils zwei Fleisch-, Fisch- und Eiergerichte eine gute Ergänzung für den wöchentlichen Speiseplan. An der Spitze der Pyramide steht schließlich Fettreiches und Süßes sowie die figurfeindliche Kombination aus beidem. Treiben Sie es also nicht auf die Spitze.

Sie merken, das GLYX-Konzept stimmt mit den aktuellen Ernährungsempfehlungen völlig überein und erfordert lediglich im Bereich der kohlenhydratreichen Lebensmittel eine differenzierte Auswahl. Kohlenhydrate sind eben nicht gleich Kohlenhydrate.

Die optimale GLYX-Ernährung

Oft genügt ein einfacher Austausch von Lebensmitteln im Speiseplan, um eine bessere GLYX-Situation zu erreichen. Verzichten Sie im Restaurant auf Baguette mit Butter. Besser sind Gemüsestifte mit Quarkdips. Wechseln Sie auch bei den so genannten Beilagen ab und wählen Sie öfter Spaghetti oder Basmatireis statt stets Kartoffeln. Junge Kartoffeln in der Schale gegart sind jedoch eine besonders gute Alternative. Ungünstige Kohlenhydrat-Fett-Kombinationen lassen sich vermeiden, wenn Sie auf alles Panierte verzichten.

Starten Sie Ihre Mahlzeit mit einer großen Portion Rohkostsalat. Das sättigt bereits, aktiviert die Verdauung und versorgt uns mit lebenswichtigen Vitaminen und bioaktiven Pflanzenstoffen. Machen Sie Gemüse zum Hauptbestandteil einer Mahlzeit und das Fleisch eher zu Beilage. Genießen Sie öfter Hülsenfrüchte. Wählen Sie als Nachtisch frisches Obst. Wer allerdings Obst in Kombination mit anderen Speisen nicht gut verträgt, sollte Obst besser pur genießen.

Mit Tausch fängt es an

Die verhältnismäßig kleinen und leicht durchführbaren Änderungen bei der Lebensmittelauswahl verbessern die GLYX-Lage erheblich.

Essen Sie anstelle von	lieber
Weißbrot, Mischbrot, feinkrumiges Vollkornbrot	grobkörniges Vollkornbrot oder Sojabrot mit Leinsamen
Fertigmüsli mit Zuckerzusatz	Vollkornhaferflocken oder Frischkornbrei mit Obst
zucker- und fettreiches Gebäck	Vollkorngebäck mit Trockenfrüchten
Bananen	Äpfel, Pfirsiche, Kirschen, Beerenfrüchte
Kompott und Marmelade	frisches Obst und Trockenfrüchte
Kartoffeln (gebacken, Püree)	Pellkartoffeln, Spaghetti und Hülsenfrüchte
weißer Reis, gekocht	Basmatireis
gekochtes Gemüse	Rohkost oder bissfest gegartes Gemüse

Beispielhafter GLYX-Tagesplan

Aus dem Rezeptteil können Sie zum Beispiel folgenden Speiseplan zusammenstellen. Der Plan entspricht einer Reduktionskost, die ausgezeichnet satt macht und die drei Nährstoffe – Kohlenhydrate, Proteine und Fette – ins richtige Verhältnis setzt.

Wenn Sie Ihre Diät wie in diesem Beispiel nach dem GLYX zusammenstellen, sind Sie immer satt!

- Frühstück: Porridge mit Erdbeerpüree (Seite 88)
  Nährwert: 314 kcal, 12 g Eiweiß, 6 g Fett, 50 g Kohlenhydrate
- Zwischendurch: Pumpernickel-Türmchen (Seite 120)
  Nährwert: 200 kcal, 16 g Eiweiß, 6 g Fett, 19 g Kohlenhydrate
- Mittagessen: Zucchini mit Thunfischfüllung (Seite 94)
  Nährwert: 500 kcal, 36 g Eiweiß, 20 g Fett, 43 g Kohlenhydrate
- Dessert oder Nachmittagsimbiss: Joghurt-Parfait mit Kirschen (Seite 116)
  Nährwert: 104 kcal, 6 g Eiweiß, 2 g Fett, 14 g Kohlenhydrate
- Abendessen: Rucola-Linsen-Salat (Seite 107)
  Nährwert: 312 kcal, 14 g Eiweiß, 5 g Fett, 50 g Kohlenhydrate

Tagessumme: 1430 kcal, 84 g Eiweiß, 39 g Fett,
176 g Kohlenhydrate

Die besten Rezepte

für einen optimalen GLYX

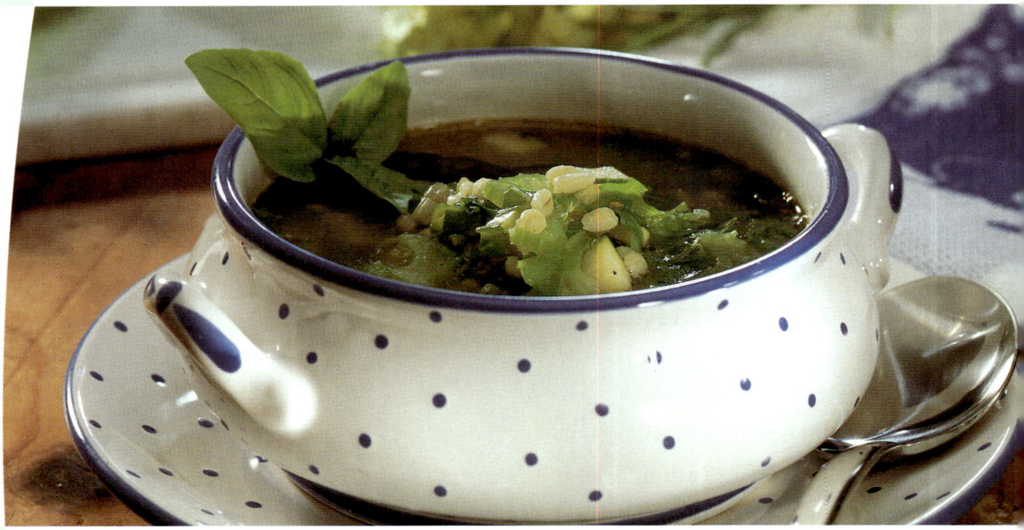

Mit diesen Rezepten macht gesunde Ernährung Spaß! Lassen Sie sich die leckeren Gerichte mit gutem Gewissen schmecken. Sie bieten einen optimalenn GLYX und Nährstoffgehalt.

Freuen Sie sich aufs Essen!

Die Rezepte sollen Lust auf eine bewusste Ernährung machen. Selbstverständlich werden Sie sich in Zukunft nicht ausschließlich von den Gerichten in diesem Buch ernähren. Die Rezepte zeigen Ihnen aber, wie Sie gesunde Mahlzeiten zusammenstellen, die Sie mit Freude genießen können. Wenn nichts anderes angegeben ist, ist jedes Rezept für 2 Personen berechnet.

Brötchen auf italienische Art

Zubereitungszeit: etwa 5 Minuten

2 Vollkornbrötchen
125 g Buttermilchquark
2 mittelgroße Tomaten
$^1/_2$ Bund Basilikum (in feinen Streifen)
1 TL Pinienkerne

Pro Portion

211 Kilokalorien
13 g Eiweiß
3 g Fett
30 g Kohlenhydrate
5 g Ballaststoffe

1. Die Brötchen mit Quark bestreichen, Tomaten in Scheiben schneiden und darauf verteilen.
2. Basilikum und Pinienkerne darauf verteilen.

Radieschenbrot mit Sprossen

Zubereitungszeit: etwa 5 Minuten (Foto unten)

2 Scheiben Vollkornbrot
100 g Kräuterquark »light«
$^1/_2$ Bund Radieschen
2 EL Alfalfasprossen

Pro Portion

160 Kilokalorien
9 g Eiweiß
2 g Fett
26 g Kohlenhydrate
6 g Ballaststoffe
reich an Fe

1. Die Vollkornbrote mit Quark bestreichen und mit Radieschenscheiben belegen.
2. Die Sprossen darüber streuen.

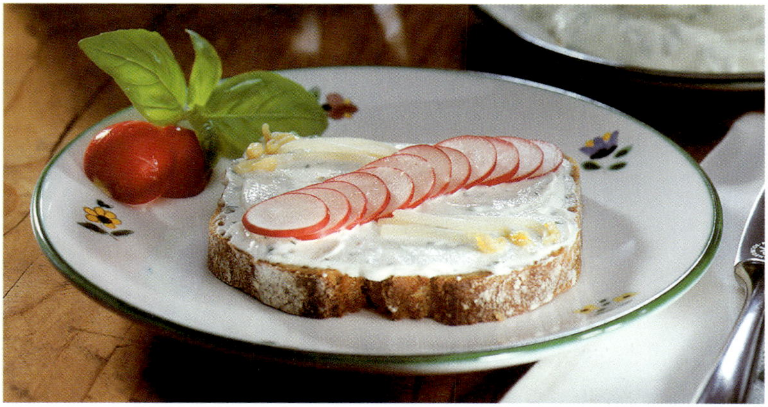

Hüttenfrühstück mit Trauben

Pro Portion

204 Kilokalorien
12 g Eiweiß
6 g Fett
25 g Kohlenhydrate
5 g Ballaststoffe

Zubereitungszeit: etwa 10 Minuten

4 Scheiben Vollkornknäckebrot
125 g Hüttenkäse
100 g Weintrauben
2 TL gehackte Pistazien
Zimt

1. Die Knäckebrote mit Hüttenkäse bestreichen und mit den halbierten Weintrauben belegen.
2. Pistazien und Zimt darüber streuen.

Aprikosen-Aufstrich

Pro Portion (auf 1 Brot)

156 Kilokalorien
7 g Eiweiß
1 g Fett
29 g Kohlenhydrate
6 g Ballaststoffe
reich an ß-Karotin

Zubereitungszeit: etwa 15 Minuten
Für 1 Glas à 450 Gramm

150 g getrocknete Aprikosen
250 g Magerquark
$^{1}/_{2}$ Tasse fettarme Milch
Saft und Schale von
1 unbehandelten Zitrone

1. Aprikosen würfeln, mit Quark und Milch pürieren.
2. Mit Zitronensaft und -schale abschmecken. Der Aprikosen-Aufstrich hält sich gut verschlossen im Kühlschrank etwa eine Woche.

Extratipp

Durch die fruchteigene Süße in den Aprikosen kommt dieser Brotaufstrich ganz ohne Zucker aus. Schmeckt auch mit Trockenpflaumen köstlich.

Beeren-Konfitüre

Zubereitungszeit: etwa 30 Minuten
Für 3 Gläser à 450 Gramm

1 kg gemischte Beeren, verlesen und geputzt
350 g Fruchtzucker
1 Beutel Gelierpulver 3 : 1

1. Beeren in einen Kochtopf geben. Mit Fruchtzucker verrühren, das Gelierpulver unter Rühren einstreuen. Alles unter ständigem Rühren zum Kochen bringen und 3 Minuten sprudelnd kochen lassen.
2. Die Konfitüre kochend heiß in die vorbereiteten Gläser füllen und verschließen. 5 Minuten auf den Deckel stellen, dann richtig herum drehen und abkühlen lassen.

Pro Portion (auf 1 Brot)

153 Kilokalorien
4 g Eiweiß
1 g Fett
32 g Kohlenhydrate
6 g Ballaststoffe

Kichererbsencreme

Zubereitungszeit: etwa 10 Minuten
Für 1 Glas à 450 Gramm

1 kleine Dose Kichererbsen (250 g Abtropfgewicht)
1–2 abgezogene Knoblauchzehen
1 TL Salz
1/4 TL Cayennepfeffer
1 EL Erdnüsse
100 ml kalte Gemüsebrühe
3 EL Zitronensaft

1. Kichererbsen abtropfen lassen. Zusammen mit der Knoblauchzehe, Salz, Cayennepfeffer, Erdnüssen und Gemüsebrühe pürieren.
2. Mit Zitronensaft abschmecken. Die Creme hält sich verschlossen im Kühlschrank etwa eine Woche.

Pro Portion (auf 1 Brot)

140 Kilokalorien
5 g Eiweiß
1 g Fett
26 g Kohlenhydrate
6 g Ballaststoffe
reich an Fe

Gemüse-Quark-Aufstrich

Pro Portion (auf 1 Brot)

128 Kilokalorien
6 g Eiweiß
1 g Fett
24 g Kohlenhydrate
6 g Ballaststoffe

Zubereitungszeit: etwa 25 Minuten
Für 1 Glas à 450 Gramm

1 Möhre
2 Stangen Bleichsellerie
1/2 Bund Radieschen
250 g Magerquark
1 Bund glatte Petersilie
Salz
Pfeffer
Edelsüß-Paprika

1. Das Gemüse putzen und sehr fein würfeln.
2. Mit Quark und gehackter Petersilie verrühren und mit Salz, Pfeffer und Paprika herzhaft abschmecken. Der Quark bleibt im Kühlschrank etwa drei Tage frisch.

Tomaten-Bulgur-Mix

Pro Portion (auf 1 Brot)

145 Kilokalorien
5 g Eiweiß
1 g Fett
28 g Kohlenhydrate
6 g Ballaststoffe
reich an SPS

Zubereitungszeit: etwa 20 Minuten + Zeit zum Abkühlen
Für 1 Glas à 450 Gramm

1 Zwiebel
1 EL Pflanzenöl
75 g Bulgur
350 g Tomaten
4 EL Tomatenmark
1 EL Thymianblättchen
(oder 1 TL getrockneter Thymian)
1/4 l Gemüsebrühe
Cayennepfeffer
1–2 EL Zitronensaft

1. Zwiebel abziehen und fein würfeln. Im heißen Öl glasig dünsten.
2. Bulgur, gewürfelte Tomaten, Tomatenmark, Thymian und Brühe zugeben und 10 Minuten offen köcheln lassen, dabei häufig umrühren.
3. Abkühlen lassen und mit Cayennepfeffer und Zitronensaft abschmecken. Der Tomaten-Bulgur-Mix hält sich im Kühlschrank etwa eine Woche.

Mittagsgerichte von leicht bis scharf

Scharfer Bulgur-Pilaw

Zubereitungszeit: etwa 30 Minuten

1 große Zwiebel
1 Knoblauchzehe
1 Chilischote
150 g Bulgur
1 EL Pflanzenöl
300 ml Gemüsebrühe
je 1 Msp Zimt und Kardamom
30 g Rosinen
300 g Tomaten
1 Bund glatte Petersilie

Pro Portion

377 Kilokalorien
10 g Eiweiß
6 g Fett
68 g Kohlenhydrate
11 g Ballaststoffe
reich an Fe, Mg, Vit. B_6, Vit. E, SPS

1. Zwiebel und Knoblauchzehe schälen und mit der Chilischote fein würfeln. Zusammen mit dem Bulgur im Öl glasig dünsten.
2. Mit Gemüsebrühe aufgießen, Gewürze und Rosinen zugeben und zugedeckt bei kleinster Hitze 15 Minuten garen.
3. Tomaten mit kochendem Wasser überbrühen, häuten, entkernen und würfeln. Unter den fertigen Bulgur mischen, kurz mit erhitzen und alles mit gehackter Petersilie bestreuen.

Extratipp

Bulgur (oder Burghul) sind vorgekochte, getrocknete und grob zerkleinerte Weizenkörner. Eine typisch arabische Getreidespezialität, die es mittlerweile auch bei uns zu kaufen gibt.

Zucchini mit Thunfisch-Couscous-Füllung

Pro Portion

500 Kilokalorien
36 g Eiweiß
20 g Fett
43 g Kohlenhydrate
9 g Ballaststoffe
reich an Vit. D, Folsäure, Jod, Zink, Omega-3-Fettsäuren

Zubereitungszeit: etwa 60 Minuten

100 g Weizengrieß
2 Zucchini (à 250 g)
1 Dose Thunfisch natur (150 g Abtropfgewicht)
2 EL Magerquark
1 Ei (Klasse M)
Jodsalz
weißer Pfeffer
1 Packung Tomatenstücke (370 g)
1/8 l Gemüsebrühe
1 Zweig Rosmarin
2 EL geriebener Parmesan

1. Weizengrieß (Couscous) in eine Schüssel geben und nach Packungsanweisung zubereiten.
2. Zucchini halbieren, aushöhlen und das Fruchtfleisch würfeln.
3. Thunfisch abtropfen lassen und mit Couscous, Quark, Ei und Zucchinifleisch vermengen. Mit Salz und Pfeffer abschmecken und die Masse in die Zucchinihälften füllen.
4. Tomatenstücke, Gemüsebrühe und Rosmarin in eine ofenfeste Form geben und die Zucchini hineinsetzen. Im vorgeheizten Backofen bei 200 °C (Umluft: 180 °C/Gas: Stufe 3) zugedeckt 20 Minuten garen. Den Käse darüber streuen und ohne Deckel weitere 20 Minuten garen.

Kichererbsenpolenta mit Schmorgurkenragout

Pro Portion

424 Kilokalorien
19 g Eiweiß
17 g Fett
48 g Kohlenhydrate
11 g Ballaststoffe
reich an Fe, Ca, Mg, Zink, Vit. B_1, Vit. E, ß-Karotin

Zubereitungszeit: etwa 35 Minuten + Zeit zum Abkühlen

1/2 l Gemüsebrühe
150 g Kichererbsenmehl
2 EL Pflanzenöl
500 g Schmorgurken
1 Zwiebel
1 Knoblauchzehe
150 g fettarmer Naturjoghurt
2 TL Vollkornmehl
Jodsalz
Pfeffer
2 EL gehackter Estragon

1. Die Gemüsebrühe erhitzen, das Kichererbsenmehl zugeben und unter Rühren etwa 5 Minuten ausquellen lassen. Daumendick auf eine gefettete Platte streichen und auskühlen lassen.
2. In Rauten schneiden und in 1 Esslöffel Öl in einer beschichteten Pfanne von beiden Seiten je 5 Minuten goldgelb braten.
3. Gurken schälen, halbieren, die Kerne mit einem Teelöffel herauskratzen und in Scheiben schneiden.
4. Zwiebel und Knoblauchzehe schälen, würfeln und im restlichen Öl glasig dünsten. Die Gurken zugeben und zugedeckt 5 Minuten schmoren.
5. Joghurt mit Mehl verrühren und unterrühren. Einmal aufkochen lassen und mit Salz und Pfeffer abschmecken. Mit Estragon bestreuen.

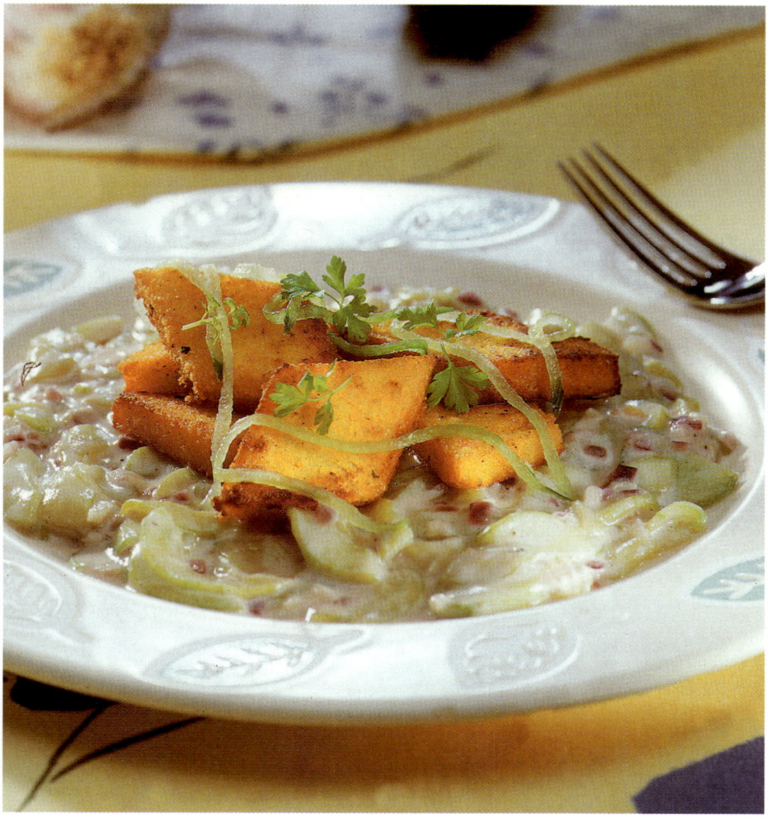

Zucchini-Puffer mit Radicchio-Bohnen-Salat

Pro Portion

316 Kilokalorien
18 g Eiweiß
16 g Fett
24 g Kohlenhydrate
6 g Ballaststoffe
reich an Vit. B_1, B_2, B_6, Folsäure, Fe, Ca, SPS

Zubereitungszeit: etwa 60 Minuten

300 g Zucchini
1 Ei (Klasse M)
3 EL Haferflocken
Jodsalz
Pfeffer
Muskatnuss
1 EL Pflanzenöl
100 g Magerquark
75 g fettarmer Naturjoghurt
2 EL gehacktes Basilikum
150 g Bohnenkerne (Flageolets) aus der Dose
1 kleiner Kopf Radicchio
5 EL Apfelsaft
1 TL Honig
1 EL Olivenöl

1. Zucchini putzen und grob raspeln. Ei und Haferflocken unterrühren und mit Salz, Pfeffer und Muskatnuss würzen. Im heißen Öl in einer beschichteten Pfanne 8 bis 10 Puffer braten und warm halten.
2. Quark-Joghurt-Gemisch mit Basilikum, Salz und Pfeffer würzen.
3. Bohnenkerne abspülen und abtropfen lassen. Radicchio putzen, waschen und in Streifen schneiden.
4. Saft, Salz, Pfeffer, Honig und Olivenöl verrühren, Radicchio und Bohnen unterheben. Salat und Puffer mit dem Quark anrichten.

Gemüse-Lasagne

Pro Portion

400 Kilokalorien
23 g Eiweiß
9 g Fett
55 g Kohlenhydrate
11 g Ballaststoffe
reich an Vit. C, Folsäure, Fe, Zink, Ca, Mg, SPS

Zubereitungszeit: etwa 70 Minuten

1 Bund Lauchzwiebeln
3 Stangen Bleichsellerie
250 g Brokkoli
1 kleine Dose Anchovis (Abtropfgewicht 40 g)
1–2 Knoblauchzehen
1 Packung Tomatenpüree (500 g)
1 EL frische Oreganoblättchen (oder 1 TL getrockneter Oregano)
Jodsalz
Cayennepfeffer
8 Lasagneplatten (ohne Vorkochen)
60 g geriebener Mozzarella

1 Gemüse putzen und kleinschneiden, Anchovis fein würfeln, Knoblauchzehe pellen und durchpressen. Das Tomatenpüree mit Anchovis, Knoblauch und Gewürzen pikant abschmecken.
2 In eine Gratinform zuerst etwas Tomatensauce gießen. Darüber abwechselnd je 2 Nudelplatten, Gemüse und Tomatensauce schichten. Die beiden oberen Schichten sollen Nudeln und Sauce sein.
3 Mit Mozzarella bestreuen. Im vorgeheizten Backofen bei 200 °C (Umluft: 180 °C/Gas: Stufe 3) 45 Minuten backen.

Blumenkohl-Curry mit Putenfleisch

Zubereitungszeit: etwa 45 Minuten

150 g Putenschnitzel
1 kleiner Blumenkohl
3 Tomaten
1 Zwiebel
1 Knoblauchzehe
1 Stück Ingwer (30 g)
1 EL Pflanzenöl
Jodsalz
Pfeffer
1 TL Curry (nach Geschmack scharf oder mild)
$^1/_8$ l Gemüsebrühe
150 g fettarmer Naturjoghurt
3 EL Haferflocken
$^1/_2$ Bund gehackter Koriander

Pro Portion

297 Kilokalorien
30 g Eiweiß
9 g Fett
23 g Kohlenhydrate
9 g Ballaststoffe
reich an Fe, Zink, Vit. B_1, B_2, B_6, C

1 Das Fleisch schnetzeln. Blumenkohl putzen und zerteilen.
2 Tomaten überbrühen, häuten und würfeln. Zwiebel, Knoblauchzehe und Ingwer schälen und alles fein hacken.
3 Das Öl erhitzen und das Fleisch darin scharf anbraten, mit Salz und Pfeffer würzen, mit einer Schaumkelle herausnehmen.
4 Zwiebel, Knoblauch, Ingwer und Curry im selben Topf kurz rösten, bis die Gewürze duften. Blumenkohl, Tomatenwürfel und Gemüsebrühe zugeben, zugedeckt etwa 15 Minuten garen.
5 Joghurt mit Haferflocken verrühren und zusammen mit dem Fleisch unter den Blumenkohl heben. Einmal aufkochen lassen, abschmecken und vor dem Servieren mit Koriandergrün bestreuen.

Chinapfanne mit Garnelen

Pro Portion

428 Kilokalorien
28 g Eiweiß
9 g Fett
58 g Kohlenhydrate
11 g Ballaststoffe
reich an Vit. D, C, E, B_1, B_6, Fe, Mg, Jod, Zink, SPS

Zubereitungszeit: etwa 45 Minuten

125 g Basmatireis
Jodsalz
150 g Garnelen
1 Stange Porree
1 rote Paprikaschote
250 g Austernpilze
100 g Mungbohnensprossen
1 EL Pflanzenöl
3 EL Sojasauce
1/2 Tasse Orangensaft
Pfeffer

1. Den Reis nach Packungsanweisung in Salzwasser garen.
2. Die Garnelen abspülen und trockentupfen. Das Gemüse waschen, putzen und mit den Austernpilzen in sehr feine Streifen schneiden. Sprossen waschen, verlesen und abtropfen lassen.
3. Öl in einer großen Pfanne erhitzen und die Garnelen 2 Minuten braten, mit einer Schaumkelle herausnehmen und beiseite stellen.
4. Im gleichen Fett das Gemüse unter ständigem Rühren etwa 5 Minuten braten. Dann die Garnelen, Sojasauce und Orangensaft zugeben, mit Salz und Pfeffer abschmecken und einmal aufkochen lassen. Mit dem Basmatireis servieren.

Extratipp

Diese Chinapfanne gelingt ausgezeichnet im Wok. An den hohen, schrägen Pfannenwänden verteilt sich die Hitze besonders gut.

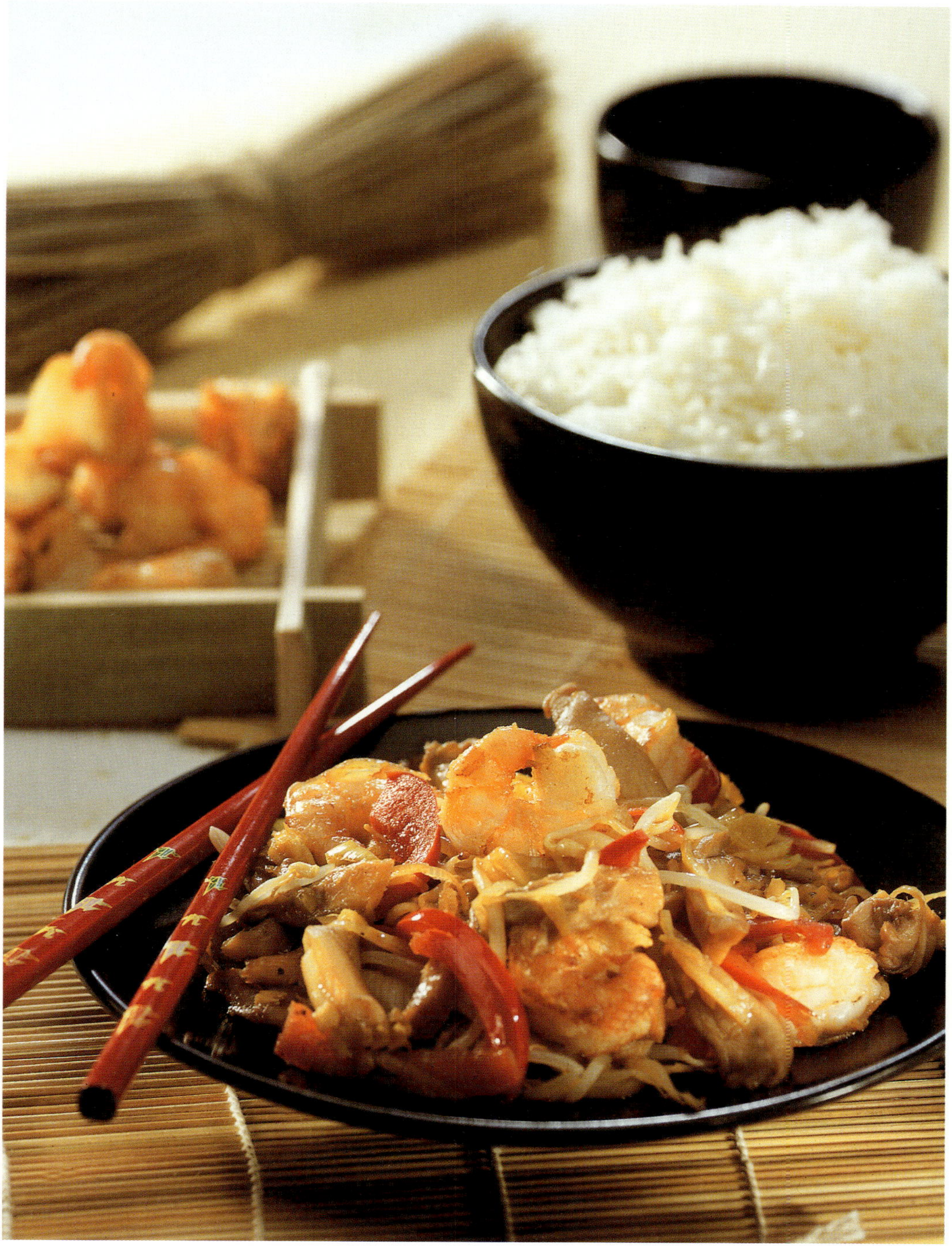

Pro Portion

423 Kilokalorien
30 g Eiweiß
10 g Fett
50 g Kohlenhydrate
15 g Ballaststoffe
reich an Vit. B_1, B_6, C, E, Fe, Mg, Zink

Kalbsschnitzel mit Paprikacreme

Zubereitungszeit: etwa 40 Minuten

2 Zwiebeln
2 rote Paprikaschoten
$^1/_8$ l Gemüsebrühe
Jodsalz
Pfeffer
Zucker
125 g kurze Vollkornnudeln (z. B. Penne)
2 kleine Kalbsschnitzel (à 80 g)
1 EL Vollkornmehl
1 EL geriebener Parmesankäse
1 EL Pflanzenöl
$^1/_2$ Bund gehacktes Basilikum

1. Zwiebeln schälen und würfeln. Paprikaschoten putzen, die Haut mit dem Sparschäler abschälen, ebenfalls würfeln.
2. Zwiebel- und Paprikawürfel in der Gemüsebrühe zugedeckt 15 Minuten garen. Mit dem Pürierstab fein pürieren und mit Salz, Pfeffer und Zucker abschmecken.
3. Gleichzeitig die Nudeln nach Packungsanweisung in Salzwasser kochen.
4. Die Kalbsschnitzel abspülen und trockentupfen. Mehl und Parmesan mischen und das Fleisch darin wenden. Im heißen Öl von jeder Seite 2 Minuten braten.
5. Schnitzel, Nudeln und Sauce auf zwei Tellern anrichten, mit Basilikum bestreuen.

Extratipp

Um größere Mengen Paprika zu häuten, grillen Sie die halbierten Schoten, bis die Haut schwarze Blasen wirft. Danach für einige Minuten ein nasses Küchentuch darauf legen, und die Haut lässt sich besonders leicht abziehen.

Kabeljaufilet auf Ingwergemüse

Zubereitungszeit: etwa 40 Minuten

2 Kabeljaufilets à 150 g
2 EL Zitronensaft
Jodsalz
Weißer Pfeffer
1/2 Salatgurke
2 Paprikaschoten (rot und gelb)
1 Fenchelknolle
1 Stück Ingwer (etwa 30 g)
1 EL Olivenöl
1/2 Tasse Gemüsebrühe
2–3 EL Sojasauce
150 g Bulgur

Pro Portion

504 Kilokalorien
39 g Eiweiß
8 g Fett
65 g Kohlenhydrate
19 g Ballaststoffe
reich an Fe, Zink, Mg, Vit. C, D, E, ß-Karotin, Jod, Omega-3-Fettsäuren

1. Kabeljau waschen und trockentupfen. Mit Zitronensaft, Salz und Pfeffer würzen.
2. Das Gemüse putzen, Gurke entkernen, alles in Streifen schneiden. Den Ingwer schälen und fein hacken.
3. Öl in einem weiten Topf erhitzen, die Gemüsestreifen kurz andünsten, Gemüsebrühe und Ingwer zugeben und den Fisch darauf legen. Zugedeckt etwa 10 Minuten dünsten, mit Sojasauce und Pfeffer abschmecken.
4. Gleichzeitig den Bulgur in Salzwasser 15 Minuten garen, abgießen und mit dem Fisch und dem Gemüse anrichten.

Extratipp

Lassen Sie Ingwer und Sojasauce weg und bestreuen Sie stattdessen das Gemüse nach dem Garen mit reichlich Mittelmeerkräutern und etwas Parmesan. Schmeckt wie in Italien!

Pro Portion

395 Kilokalorien
34 g Eiweiß
9 g Fett
42 g Kohlenhydrate
7 g Ballaststoffe
reich an Vit. B_6, E, D, Folsäure, Jod, Omega-3-Fettsäuren

Kräuterfisch aus der Folie

Zubereitungszeit: etwa 50 Minuten

2 Lengfischfilets à 150 g
(oder Seelachsfilets)
3 TL Pflanzenöl
Jodsalz
Pfeffer
je ein Bund Dill,
glatte Petersilie und Kerbel
1 Zitrone mit unbehandelter Schale
400 g neue Kartoffeln
1/2 Salatgurke
1 Apfel
4 EL Apfelsaft
1 TL geriebener Meerrettich
(frisch oder aus dem Glas)
1 TL rosa Pfefferkörner

1. Fischfilets waschen und trockentupfen. Zwei große Stücke Alufolie mit Öl bepinseln und je ein Filet darauf legen. Mit Salz und Pfeffer bestreuen und mit den gewaschenen und grob gehackten Kräutern belegen. Die Zitrone in Scheiben schneiden und auf die Kräuter legen.
2. Die Alufolie gut verschließen und im vorgeheizten Backofen bei 220 °C (Umluft: 200 °C/Gas: Stufe 4) etwa 15 Minuten garen.
3. Kartoffeln in Salzwasser garen.
4. In der Zwischenzeit Gurke und Apfel schälen. Die Gurke in feine Scheiben hobeln, den Apfel in dünne Spalten schneiden.
5. Aus Apfelsaft, dem restlichen Öl, Meerrettich, Salz und Pfeffer ein Dressing rühren, Apfel und Gurke unterheben und mit rosa Pfeffer bestreuen. Kartoffeln und Salat zum Fisch servieren.

Extratipp

Die meisten Kartoffelprodukte haben einen ungünstigen GLYX. Ausnahme: neue Kartoffeln! Sie haben einen Wert von 57.

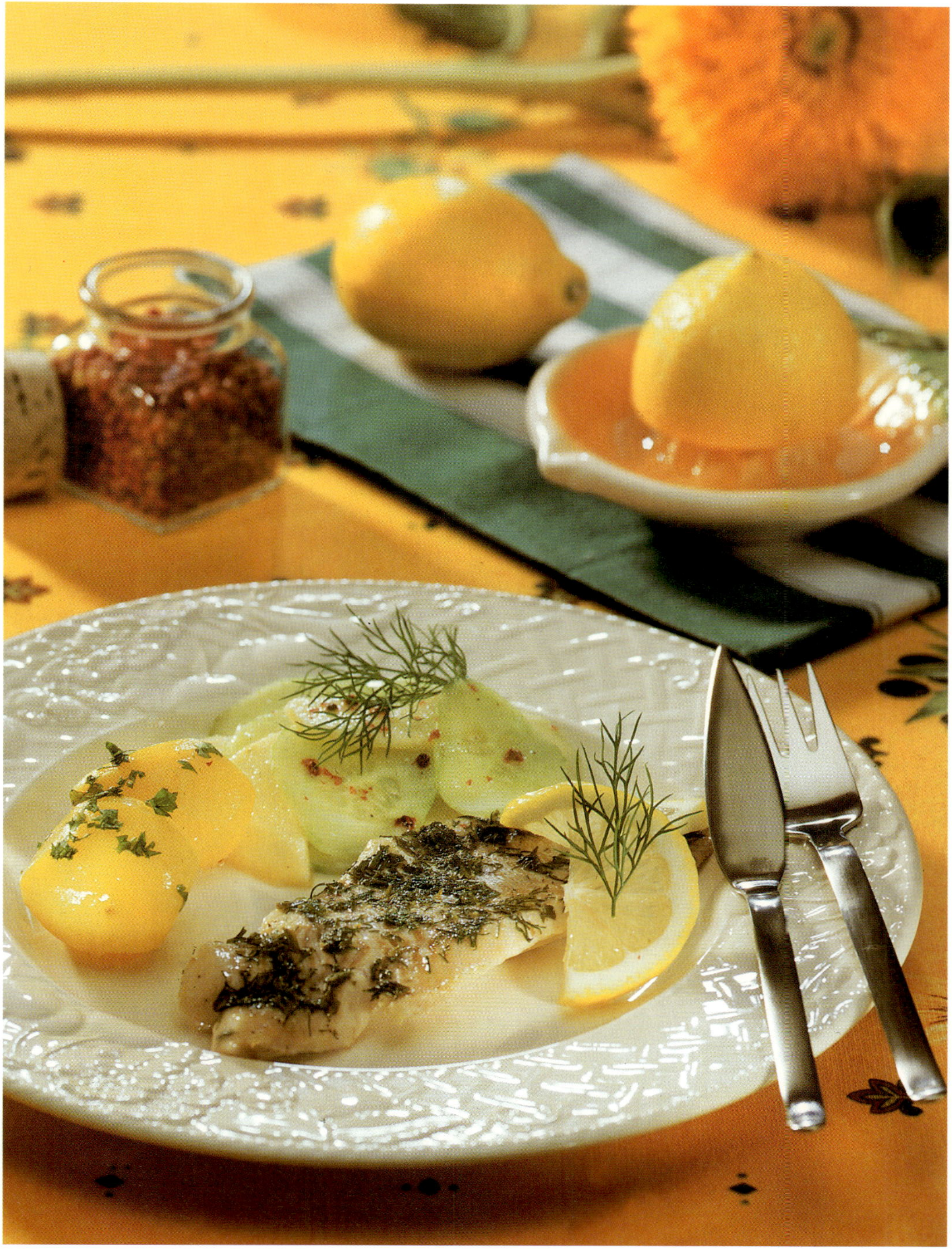

Abendessen mit Abwechslung

Pro Portion

343 Kilokalorien
20 g Eiweiß
7 g Fett
49 g Kohlenhydrate
17 g Ballaststoffe
reich an K, Mg, Fe, Vit. B_1, B_6, Folsäure

Pikanter Bohnensalat

Zubereitungszeit: etwa 30 Minuten

250 g grüne Bohnen
Jodsalz
3 Tomaten
1 Zwiebel
1 kleine Dose weiße Bohnen (250 g Abtropfgewicht)
100 ml Tomatensaft
$^1/_2$ kleine Chilischote
1 Knoblauchzehe
2 EL Pinienkerne
4 Scheiben Vollkorn-Knäckebrot

1 Grüne Bohnen waschen, putzen und in mundgerechte Stücke schneiden. In kochendem Salzwasser etwa 15 Minuten bissfest garen.
2 Tomaten achteln, Zwiebel abziehen und in Ringe schneiden, weiße Bohnen abspülen und abtropfen lassen.
3 Tomatensaft, fein gewürfelte Chilischote, gepresste Knoblauchzehe und Salz verrühren und die Salatzutaten unterheben.
4 Pinienkerne in einer Pfanne ohne Fett rösten, über den Salat streuen. Das Knäckebrot dazu servieren.

Pro Portion

396 Kilokalorien
21 g Eiweiß
8 g Fett
57 g Kohlenhydrate
5 g Ballaststoffe
reich an Vit. D und E, Zink, Jod

Reissalat mit Shrimps

Zubereitungszeit: etwa 30 Minuten + Zeit zum Abkühlen

125 g Basmatireis
Jodsalz
250 g Champignons
1 EL Pflanzenöl
Pfeffer
100 g Shrimps
1 Karambole (Sternfrucht)
1 kleiner Römersalat
150 g Dickmilch
2 EL Zitronensaft
2 EL gehackter Sauerampfer

1 Den Reis nach Packungsanweisung in Salzwasser garen, abgießen und abkühlen lassen.
2 Champignons putzen, halbieren und im Öl scharf anbraten. Mit Salz und Pfeffer würzen und so lange weiterbraten, bis die Flüssigkeit verdampft ist.
3 Shrimps abspülen und abtropfen lassen. Die Karambole in mundgerechte Stücke schneiden. Den Salat waschen, putzen und in Streifen schneiden. Alles mischen und auf zwei Tellern verteilen.
4 Dickmilch mit Zitronensaft, Salz, Pfeffer und Sauerampfer verrühren und auf dem Reissalat verteilen.

Gefüllte Tomate und Gurke mit Bulgur

Zubereitungszeit: etwa 35 Minuten + Zeit zum Abkühlen

100 g Bulgur
Jodsalz
4 mittelgroße Tomaten (etwa 300 g)
$^1/_2$ Salatgurke
1 Bund glatte Petersilie
100 g gekochter Schinken
Pfeffer
Einige Salatblätter
200 g fettarmer Naturjoghurt
1 Knoblauchzehe
1 Bund gehacktes Basilikum

Pro Portion

316 Kilokalorien
20 g Eiweiß
5 g Fett
46 g Kohlenhydrate
8 g Ballaststoffe
reich an K, Ca, Mg, Fe, Zink, Vit. B_1, B_6, Folsäure, SPS

1 Bulgur in 200 Milliliter Salzwasser 15 Minuten garen, abgießen und abkühlen lassen.
2 Von den Tomaten den Deckel abschneiden, mit einem Teelöffel aushöhlen, das Fruchtfleisch würfeln. Die Gurke längs halbieren und die Kerne herauskratzen, jede Hälfte in drei Teile schneiden.
3 Petersilie hacken, gekochten Schinken würfeln. Bulgur, Petersilie, Schinken und Tomatenwürfel mischen. Mit Salz und Pfeffer würzen und in die Tomaten und Gurkenstücke füllen. Alles auf den Salatblättern anrichten.
4 Joghurt, gepresste Knoblauchzehe, Basilikum, Salz und Pfeffer verrühren und dazu reichen.

Pro Portion

257 Kilokalorien
8 g Eiweiß
6 g Fett
40 g Kohlenhydrate
12 g Ballaststoffe
reich an Vit. C, E, ß-Karotin, Folsäure, Fe

Frühlingsrohkost mit Pumpernickelcroutons

Zubereitungszeit: etwa 25 Minuten

1 Kohlrabi
2 Möhren
1 Apfel (mit roter Schale)
1 kleine Zucchini
1 Bund Radieschen
1/2 Tasse Orangensaft
Jodsalz, Pfeffer
1 EL Pflanzenöl
2 Scheiben Pumpernickel
1 Hand voll Kerbelblättchen

1. Kohlrabi und Möhren schälen und grob raspeln. Den Apfel mit Schale und die Zucchini ebenfalls grob raspeln. Radieschen waschen und in Scheiben schneiden.
2. Orangensaft mit Salz, Pfeffer und Öl verrühren und die Rohkost darin marinieren.
3. Pumpernickel im Toaster knusprig rösten und würfeln. Croutons und Kerbelblättchen erst am Tisch über die Rohkost streuen.

Pro Portion

322 Kilokalorien
26 g Eiweiß
6 g Fett
40 g Kohlenhydrate
8 g Ballststoffe
reich an Folsäure, Vit. B_{12}, Fe, Zink

Roastbeefsalat mit Joghurt-Remoulade

Zubereitungszeit: etwa 20 Minuten

1/2 Eisbergsalat
1/2 Salatgurke
100 g Champignons
100 g Roastbeef-Aufschnitt
1 Gewürzgurke
2 TL Kapern
1 Hand voll Kräuter
200 g fettarmer Naturjoghurt
Jodsalz, Pfeffer
2 Roggenbrötchen

1. Salat putzen, waschen und in mundgerechte Stücke schneiden. Gurke und Champignons putzen und in Scheiben, das Roastbeef in Streifen schneiden. Die Salatzutaten locker mischen.
2. Gewürzgurke, Kapern und Kräuter hacken; mit Joghurt, Salz und Pfeffer verrühren. Unter den Salat heben, mit Brötchen servieren.

Rucola-Linsen-Salat

Zubereitungszeit: etwa 25 Minuten + Zeit zum Abkühlen

50 g rote Linsen
1/4 l Gemüsebrühe
125 g Rucola
1 rote Zwiebel
1 Birne
150 ml Kefir
1 TL Olivenöl
Jodsalz
Cayennepfeffer
2 Scheiben Pumpernickel

Pro Portion

312 Kilokalorien
14 g Eiweiß
5 g Fett
50 g Kohlenhydrate
11 g Ballaststoffe
reich an Folsäure, ß-Karotin, Mg, Ca, Fe, Zink

1. Linsen in der Gemüsebrühe etwa 10 Minuten garen, abgießen und abkühlen lassen.
2. Rucola waschen, putzen und in mundgerechte Stücke teilen. Zwiebel schälen und in Ringe schneiden. Die Birne waschen, das Kerngehäuse entfernen und in Spalten schneiden.
3. Alle Salatzutaten locker mischen. Kefir und Öl verrühren, mit Salz und Cayennepfeffer abschmecken. Dressing und Pumpernickel zum Salat reichen.

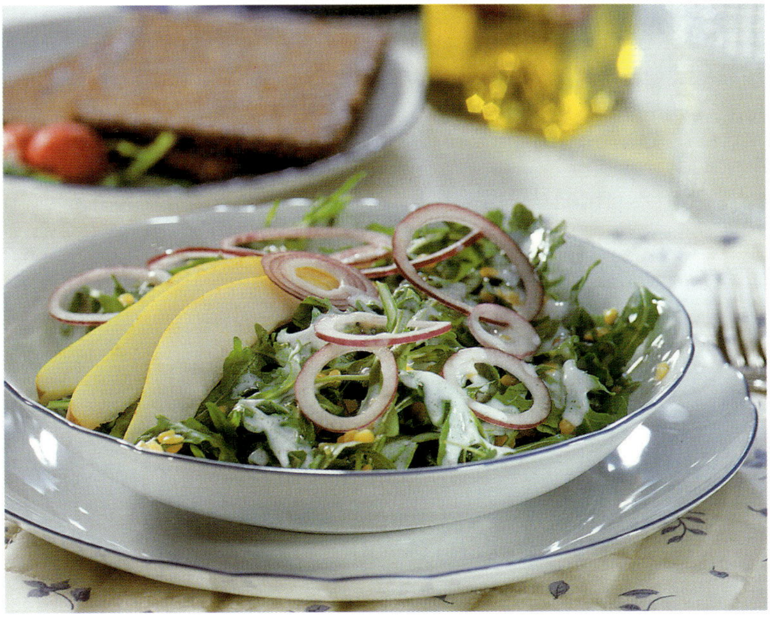

Pro Portion

334 Kilokalorien
30 g Eiweiß
4 g Fett
40 g Kohlenhydrate
12 g Ballaststoffe
reich an Vit. C, Folsäure, Mg, Ca, Jod, Zink, Omega-3-Fettsäuren, SPS

Szegediner Fischauflauf

Zubereitungszeit: etwa 40 Minuten

1 rote Paprikaschote
1 kleine Dose Sauerkraut (285 g Abtropfgewicht)
200 g Seelachsfilet
1 EL Zitronensaft
Jodsalz
weißer Pfeffer
200 g fettarmer Naturjoghurt
1 EL Tomatenmark
2 EL Haferflocken
2 TL Edelsüß-Paprika
400 g neue Kartoffeln
1/2 Bund gehackte Petersilie

1. Paprikaschote in mundgerechte Stücke schneiden, Sauerkraut abtropfen lassen. Seelachs waschen, trockentupfen und mit Zitronensaft, Salz und Pfeffer würzen.
2. Alle Zutaten in eine ofenfeste Form füllen. Joghurt, Tomatenmark, Haferflocken und Edelsüß-Paprika verrühren, mit Salz und Pfeffer sehr pikant abschmecken und auf dem Auflauf verteilen.
3. Im vorgeheizten Backofen bei 200 °C (Umluft: 180 °C / Gas: Stufe 3) etwa 25 Minuten garen.
4. Gleichzeitig die Kartoffeln in Salzwasser garen, abgießen, mit Petersilie bestreuen und zum Auflauf reichen.

Extratipp

Besonders mildes und bekömmliches Sauerkraut erhalten Sie in den Wintermonaten in Naturkostläden und Reformhäusern direkt vom Fass.

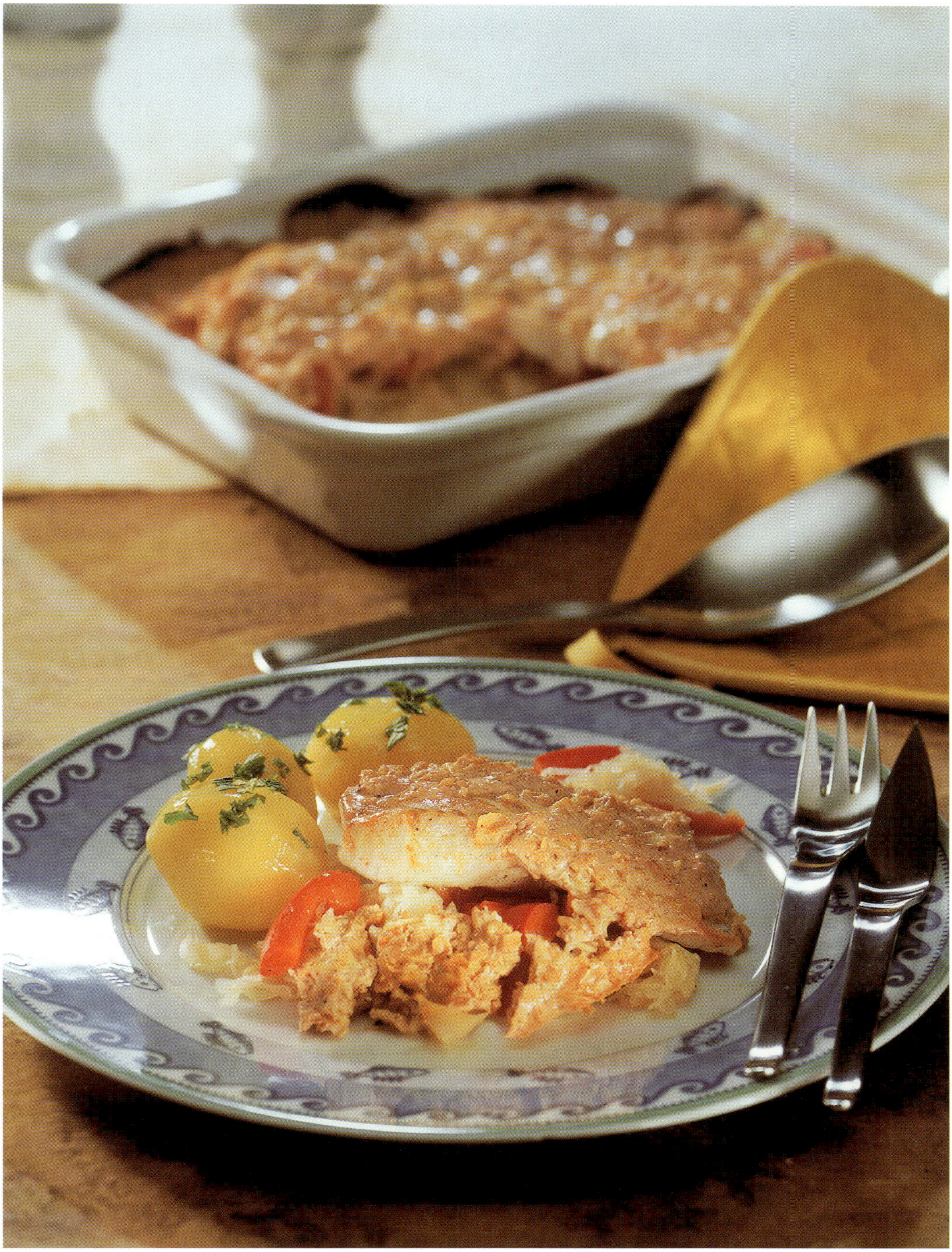

Pro Portion

525 Kilokalorien
26 g Eiweiß
22 g Fett
54 g Kohlenhydrate
7 g Ballaststoffe
reich an Vit. B_1, B_2, B_6, E, Ca, Mg, Fe, Zink

Überbackene Haferpfannkuchen mit Porreefüllung

Zubereitungszeit: etwa 60 Minuten + 20 Minuten zum Quellen

1/4 l fettarme Milch
100 g Haferflocken
2 Eier (Klasse M)
Jodsalz
1 kleiner Apfel
500 g Porree
5 EL Apfelsaft
Pfeffer
2 TL Pflanzenöl
40 g geriebener Mozzarella

1. Milch, Haferflocken, Eier und eine Prise Salz verquirlen. 20 Minuten quellen lassen.
2. Den Apfel waschen und fein würfeln.
3. Porree waschen, putzen und in Ringe schneiden. Im Apfelsaft dünsten, bis die Flüssigkeit verdampft ist. Mit Salz und Pfeffer würzen und die Apfelwürfel unterheben.
4. Aus dem Pfannkuchenteig in einer beschichteten Pfanne vier Pfannkuchen ausbacken, dabei die Pfanne jedesmal mit etwas Öl auspinseln.
5. Die Pfannkuchen mit Porree füllen, aufrollen und in eine ofenfeste Form legen. Mit Mozzarella bestreuen und im vorgeheizten Backofen bei 200 °C (Umluft: 180 °C/Gas: Stufe 3) 5 bis 8 Minuten überbacken.

Pro Portion

355 Kilokalorien
15 g Eiweiß
10 g Fett
49 g Kohlenhydrate
12 g Ballaststoffe
reich an Vit. C, E, Folsäure, ß-Karotin, Mg

Buchweizenklößchen mit buntem Gemüse

Zubereitungszeit: etwa 45 Minuten + Zeit zum Abkühlen

3 Zwiebeln
100 g Buchweizengrütze
3/8 l Gemüsebrühe
1 Ei (Klasse M)
Jodsalz
Pfeffer
250 g Tomaten
2 Fenchelknollen (400 g)
1 Knoblauchzehe
1 EL Pflanzenöl
1 EL Tomatenmark
1 Bund Schnittlauch

1 Eine Zwiebel pellen und würfeln. Mit der Buchweizengrütze in einem Viertel Liter Brühe 15 Minuten bei kleiner Hitze garen, die restliche Flüssigkeit abgießen, abkühlen lassen. Dann das Ei unterrühren, mit Salz und Pfeffer abschmecken und kleine Klößchen formen.

2 Tomaten, Fenchel und die restlichen Zwiebeln in Spalten schneiden, Knoblauch abziehen und fein würfeln.

3 Öl in einer beschichteten Pfanne erhitzen, die Klößchen etwa 5 Minuten braten, mit der Schaumkelle herausnehmen.

4 Das Gemüse andünsten, die restliche Gemüsebrühe und das Tomatenmark zugeben und 5 bis 10 Minuten garen. Die Klößchen darauf geben und mit Schnittlauchröllchen bestreuen.

Kichererbsen-Gemüse-Suppe

Zubereitungszeit: etwa 30 Minuten

1 kleine Dose Kichererbsen (250 g Abtropfgewicht)
1 Zwiebel
1 Knoblauchzehe
1 rote oder gelbe Paprikaschote
1 Bund Frühlingszwiebeln
1 Bund Frühlingszwiebeln
100 g magerer Kasseler-Aufschnitt
1 EL Pflanzenöl
1/2 l Gemüsebrühe
Jodsalz, Pfeffer
Tabasco
1/2 Bund glatte Petersilie

Pro Portion

320 Kilokalorien
21 g Eiweiß
11 g Fett
32 g Kohlenhydrate
12 g Ballaststoffe
reich an Vit. B_1, B_6, C, E, ß-Karotin, Fe, SPS

1 Kichererbsen in einem Sieb abspülen und abtropfen lassen.

2 Zwiebel und Knoblauchzehe pellen und würfeln. Paprikaschote und Frühlingszwiebeln waschen und putzen. Frühlingszwiebel in Ringe, Paprika und Kasseler-Aufschnitt in Streifen schneiden.

3 Zwiebel- und Knoblauchwürfel im heißen Öl glasig dünsten. Brühe, Kichererbsen und Paprika zugeben und 5 Minuten garen.

4 Frühlingszwiebeln in die Suppe geben und weitere 5 Minuten garen. Kasselerstreifen zugeben, kurz erhitzen und mit Salz, Pfeffer und Tabasco herzhaft abschmecken. Mit Petersilienblättchen bestreuen.

Pro Portion

328 Kilokalorien
13 g Eiweiß
10 g Fett
44 g Kohlenhydrate
8 g Ballaststoffe
reich an Ca, Mg, Fe, SPS

Grüne Minestrone mit Graupen

Zubereitungszeit: etwa 35 Minuten

100 g Graupen
1 Zwiebel
1 Knoblauchzehe
1 EL Olivenöl
1 TL Rosmarinnadeln (frisch oder getrocknet)
1/2 l Gemüsebrühe
1/2 Staude Mangold (250 g)
3 Stangen Bleichsellerie
1 kleine Zucchini
2 EL geriebener Parmesankäse
1/2 Bund gehacktes Basilikum

1. Graupen auf einem Sieb abspülen, bis das Wasser klar bleibt.
2. Zwiebel und Knoblauchzehe schälen, fein würfeln und im heißen Öl glasig dünsten. Graupen, Rosmarin und Gemüsebrühe zugeben und etwa 20 Minuten garen.
3. Mangold putzen und in Streifen schneiden, Bleichsellerie in Scheibchen schneiden, Zucchini würfeln.
4. Das Gemüse zu den Graupen geben und 5 Minuten weiter garen. Mit Parmesan und Basilikum bestreuen.

Extratipp

Bei der Zubereitung dieser italienischen Spezialität können Sie je nach Jahreszeit und Angebot die Gemüsezutaten verändern. Für zwei Portionen Suppe verwenden Sie insgesamt etwa 500 Gramm Gemüse.

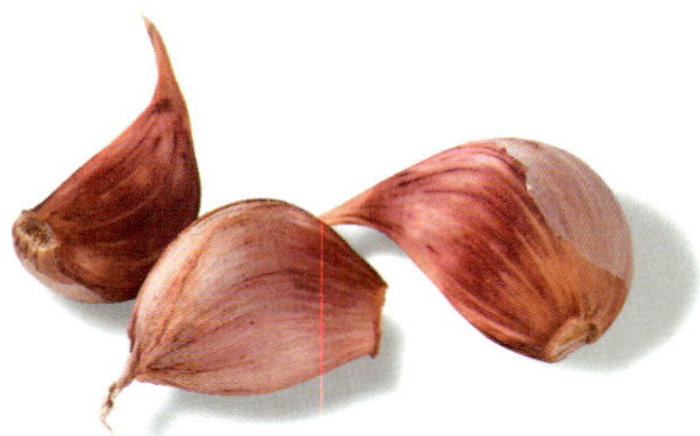

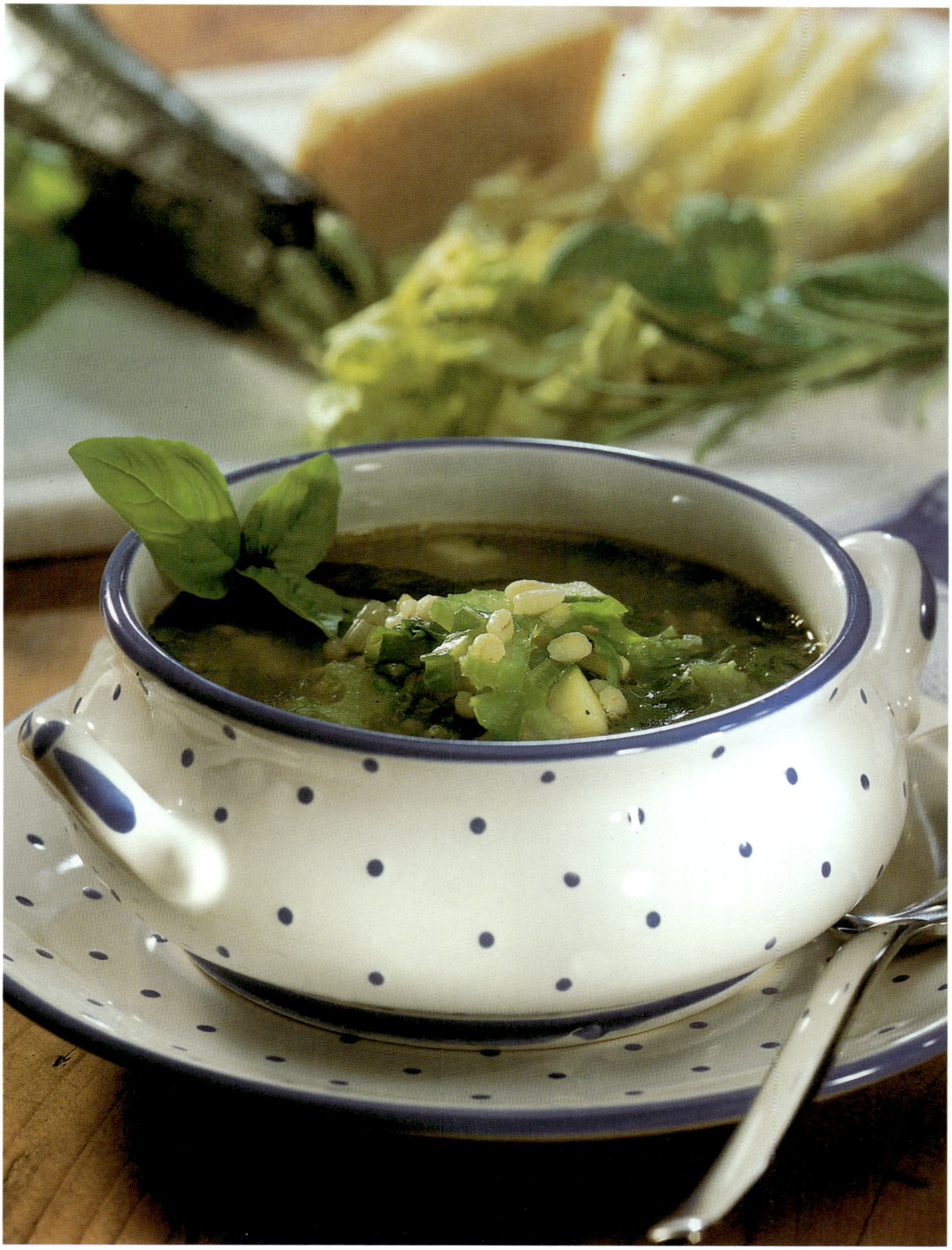

Fruchtige Desserträume

Rotweinbirnen mit Zimt-Joghurt

Pro Portion

169 Kilokalorien
3 g Eiweiß
4 g Fett
27 g Kohlenhydrate
4 g Ballaststoffe

Zubereitungszeit: etwa 15 Minuten + Zeit zum Abkühlen

2 feste Birnen
100 ml Rotwein
100 ml Apfelsaft
1 Nelke
1 EL Honig
100 g fettarmer Naturjoghurt
1 TL Fruchtzucker
$^1/_2$ TL Zimt
1 EL gehackte Haselnüsse

1. Die Birnen schälen, halbieren und das Kerngehäuse entfernen.
2. Rotwein, Apfelsaft, Nelke und Honig aufkochen und die Birnen darin etwa 5 Minuten dünsten. Im Sud abkühlen lassen.
3. Joghurt mit Fruchtzucker und Zimt verrühren, mit den Nüssen bestreuen und zu den Birnen servieren.

Apfelsorbet

Pro Portion

133 Kilokalorien
1 g Eiweiß
1 g Fett
30 g Kohlenhydrate
3 g Ballaststoffe
reich an K

Zubereitungszeit: etwa 15 Minuten
+ Zeit zum Abkühlen und Gefrieren

2 kleine Äpfel
$^1/_8$ l Apfelsaft
1 EL Honig

1. Die Äpfel schälen, das Kerngehäuse herausschneiden und würfeln. Mit Saft und Honig in einen Topf geben und etwa 8 Minuten dünsten.
2. Abkühlen lassen und mit einem Schneidstab pürieren. 2 Stunden in die Tiefkühltruhe stellen, wieder pürieren und zurück in die Tiefkühltruhe stellen.
3. Vor dem Servieren noch einmal pürieren und mit zwei Esslöffeln Nocken abstechen.

Orangengelee

Zubereitungszeit: 20 Minuten + Zeit zum Abkühlen

3 Blatt weiße Gelatine
4 Orangen
1 Zitrone
2 TL Agavendicksaft

1. Gelatine in kaltem Wasser einweichen.
2. Zwei der Orangen filetieren und auf zwei Schälchen verteilen. Die restlichen Orangen und die Zitrone auspressen (es sollte ein Viertel Liter Saft sein).
3. Einen Teil des Saftes erhitzen und die Gelatine darin auflösen. Mit dem restlichen Saft mischen, mit Agavendicksaft süßen und über die Orangenfilets gießen. Über Nacht im Kühlschrank fest werden lassen.

Pro Portion

179 Kilokalorien
5 g Eiweiß
1 g Fett
34 g Kohlenhydrate
4 g Ballaststoffe
reich an Vit. C, K, SPS

Exotischer Obstsalat

Zubereitungszeit: etwa 20 Minuten

100 g blaue Weintrauben
2 Feigen
1 Birne
2 Grapefruits
4 getrocknete Datteln
1 Limette
je 1 Msp gemahlener Kardamom und Zimt
1 EL Pistazien

1. Das Obst in mundgerechte Stücke schneiden, die Grapefruit eventuell filetieren.
2. Die Limette auspressen, den Saft mit den Gewürzen verrühren und unter das Obst heben.
3. Pistazien hacken und darüber streuen.

Pro Portion

313 Kilokalorien
4 g Eiweiß
4 g Fett
58 g Kohlenhydrate
7 g Ballaststoffe
reich an Vit. C, K, SPS

Joghurt-Parfait mit Kirschen

Pro Portion

104 Kilokalorien
6 g Eiweiß
2 g Fett
14 g Kohlenhydrate
2 g Ballaststoffe
reich an Ca, SPS

Zubereitungszeit: etwa 20 Minuten + Zeit zum Abkühlen

2 Blatt weiße Gelatine
100 g Kirschen
200 g fettarmer Naturjoghurt
1 EL Agavendicksaft
1 EL Zitronensaft
2 TL Kakao
1 Zweig Zitronenmelisse

1. Die Gelatine in kaltem Wasser einweichen. Kirschen entkernen, klein schneiden und mit Joghurt und Säften verrühren.
2. Die Gelatine bei milder Hitze auflösen und unter die Creme rühren. In Parfait-Förmchen oder Tassen füllen und etwa 1 Stunde in die Tiefkühltruhe stellen.
3. Die Förmchen kurz in heißes Wasser tauchen und die Parfaits auf Teller stürzen. Mit Kakao bestäuben und mit der Melisse garnieren.

Quark-Soufflé mit Heidelbeeren

Pro Portion

183 Kilokalorien
10 g Eiweiß
7 g Fett
19 g Kohlenhydrate
6 g Ballaststoffe
reich an SPS

Zubereitungszeit: etwa 35 Minuten

1 Ei (Klasse M, Eigelb und Eiweiß getrennt)
1 EL Honig
$^1/_2$ Vanilleschote
75 g Magerquark
1 EL gemahlene Mandeln
200 g TK-Heidelbeeren
$^1/_2$ TL Honig

1. Eigelb mit Honig und Vanillemark schaumig schlagen. Nacheinander Quark, Mandeln und steif geschlagenes Eiweiß unterheben.
2. Die Masse in zwei gefettete Förmchen füllen und im Wasserbad im vorgeheizten Ofen bei 200 °C (Umluft: 180 °C/Gas: Stufe 3) etwa 25 Minuten backen.
3. Beeren waschen, verlesen und pürieren. Das Püree mit Honig süßen und auf zwei Teller verteilen, die Soufflés daneben anrichten.

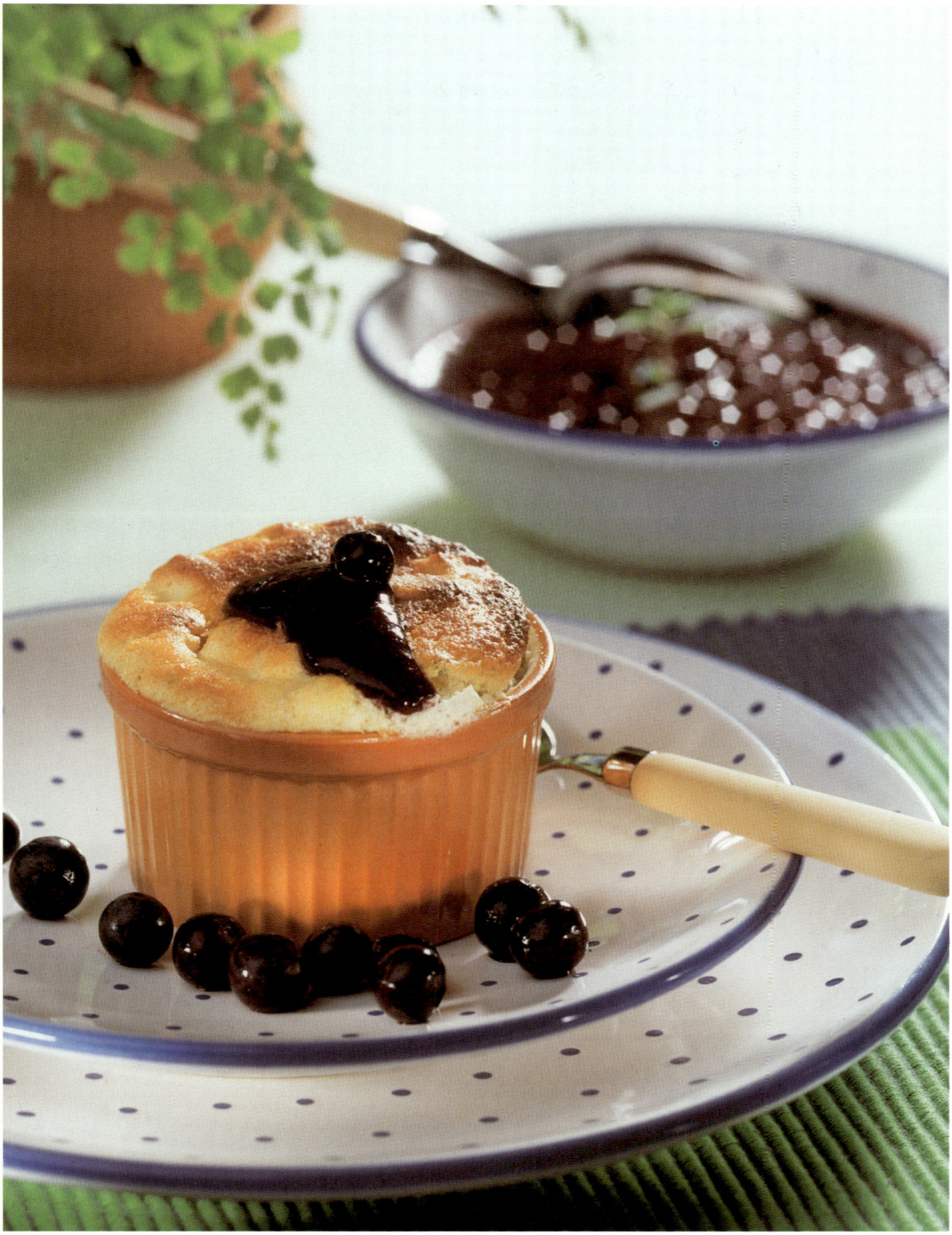

Pro Portion

190 Kilokalorien
43 g Eiweiß
8 g Fett
23 g Kohlenhydrate
3 g Ballaststoffe
reich an SPS

Vollkorn-Obsttorte

Zubereitungszeit: etwa 60 Minuten
+ Zeit zum Ruhen und Abkühlen
Zutaten für 12 Stücke

200 g Weizenvollkornmehl
Jodsalz
6 EL Fruchtzucker
100 g Butter
1 Ei
750 bis 1000 g gemischte Beeren
1 Päckchen Tortenguss

1. Mehl, 1 Prise Salz, 4 Esslöffel Fruchtzucker, Butter und Ei verkneten, wenn nötig noch 2 bis 3 Esslöffel kaltes Wasser zufügen, abgedeckt 30 Minuten ruhen lassen.
2. Den Teig ausrollen und den Boden einer Springform (Durchmesser 24 cm) damit auslegen. Mit einer Gabel mehrmals einstechen und im vorgeheizten Backofen bei 200 °C (Umluft: 180/Gas: Stufe 3) 20 Minuten backen, abkühlen lassen.
3. Die Beeren putzen, verlesen und auf dem Tortenboden verteilen.
4. Das Tortengusspulver mit dem restlichen Fruchtzucker mischen und nach Packungsanweisung zubereiten. Mit einem Esslöffel über den Früchten verteilen und abkühlen lassen.

Extratipp

So schmeckt's auch: Je 300 Gramm Magerquark und fettarmen Naturjoghurt verrühren, mit Fruchtzucker oder Agavendicksaft süßen und sechs Blatt aufgelöste Gelatine unterrühren. Auf den Boden streichen und kalt stellen.

Leckeres für Zwischendurch

Paprikaschiffchen

Zubereitungszeit: etwa 20 Minuten

1 kleiner Ziegenfrischkäse
(40 g, z. B. Picandou)
200 g Magerquark
1 Möhre
1 Bund Schnittlauch
Jodsalz
Pfeffer
2 Paprikaschoten (rot und gelb)

Pro Portion

157 Kilokalorien
15 g Eiweiß
5 g Fett
10 g Kohlenhydrate
7 g Ballaststoffe
reich an Vit. C, E, ß-Karotin, Folsäure

1. Den Ziegenkäse mit einer Gabel zerdrücken. Quark, geraspelte Möhre und Schnittlauchröllchen untermischen, mit Salz und Pfeffer abschmecken.
2. Paprikaschoten waschen, putzen und längs in sechs Stücke schneiden.
3. Die Quarkmasse mit einem Teelöffel in die »Schiffchen« füllen. Einfach aus der Hand snacken!

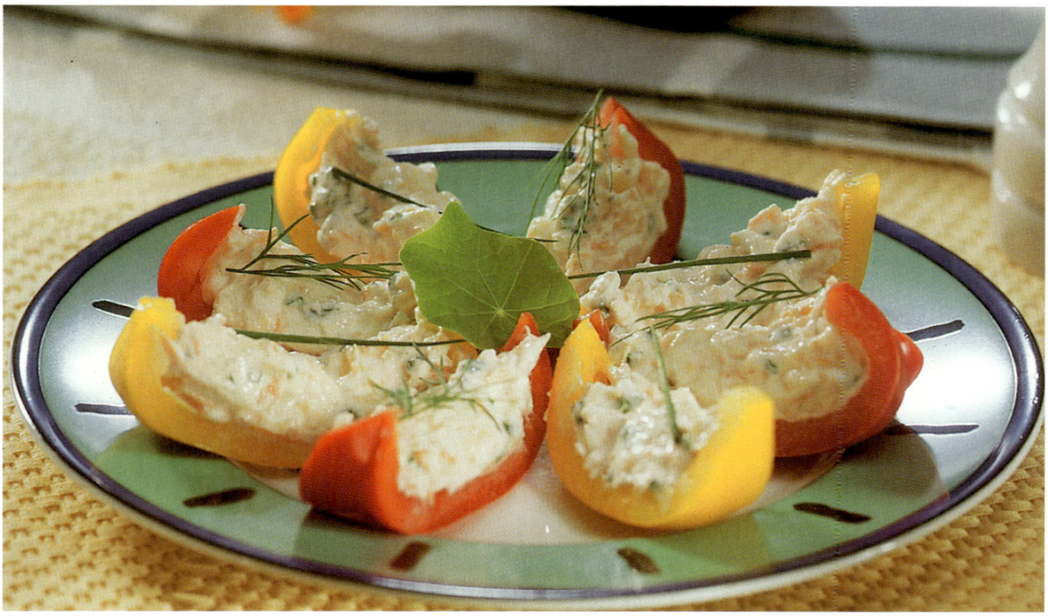

Pumpernickel-Türmchen

Pro Portion

211 Kilokalorien
13 g Eiweiß
4 g Fett
30 g Kohlenhydrate
7 g Ballaststoffe

Zubereitungszeit: etwa 10 Minuten

125 g Hüttenkäse
1 EL körniger Senf
1/2 Bund Dill
12 Pumpernickeltaler

1. Den Hüttenkäse mit Senf und gehacktem Dill verrühren, dabei einige Dillzweige beiseite legen.
2. Senf-Creme auf die Pumpernickeltaler streichen und je drei Taler aufeinander setzen. Die Türmchen halbieren und mit je einem Dillzweig verzieren.

Rohkost mit Dips

Pro Portion

200 Kilokalorien
16 g Eiweiß
6 g Fett
19 g Kohlenhydrate
7 g Ballaststoffe
reich an Vit. C, Folsäure, Ca, SPS

Zubereitungszeit: etwa 25 Minuten

400 g gemischtes Gemüse (z. B. Paprika, Möhren, Salatgurke, Staudensellerie, Fenchel)
150 g fettarme Dickmilch
150 g Magerquark
1 EL Kapern
1–2 TL geriebener Meerrettich (Glas)
1/2 Beet Kresse
Jodsalz
Pfeffer
1 kleiner Pfirsich
1 EL gemahlene Mandeln
Cayennepfeffer

1. Das Gemüse putzen und in große Stifte schneiden.
2. Dickmilch mit Quark verrühren und die Menge teilen. Eine Hälfte mit Kapern, Meerrettich und Kresse verrühren, mit Salz und Pfeffer würzen.
3. Die andere Hälfte mit dem fein gewürfelten Pfirsich, Mandeln, Salz und Cayennepfeffer würzen.

Tomaten-Drink

Zubereitungszeit: etwa 10 Minuten

2 Tomaten
1/4 l Kefir
100 ml Tomatensaft
1 Zweig Basilikum
Jodsalz
Pfeffer
Tabasco

Pro Portion

65 Kilokalorien
5 g Eiweiß
0 g Fett
8 g Kohlenhydrate
1 g Ballaststoffe
reich an Lykopin (SPS)

1. Die Tomaten waschen, von Kernen befreien und fein würfeln.
2. Kefir mit Tomatensaft, Tomatenwürfeln und gehacktem Basilikum verrühren, mit Salz, Pfeffer und Tabasco würzen.

Extratipp

Tabasco ist eine sehr scharfe Würzsauce aus Cayennepfeffer und sollte daher sehr vorsichtig dosiert werden.

Knäcke-Snack

Zubereitungszeit: etwa 15 Minuten

1 Bund Radieschen
300 g fettarmer Naturjoghurt
1 Bund Schnittlauch
Jodsalz
Pfeffer
4 Scheiben Knäckebrot

Pro Portion

165 Kilokalorien
8 g Eiweiß
3 g Fett
25 g Kohlenhydrate
4 g Ballaststoffe
reich an Ca

1. Die Radieschen waschen und vierteln. Joghurt mit Schnittlauchröllchen verrühren und mit Salz und Pfeffer abschmecken.
2. Das Knäckebrot zerbröckeln und mit den anderen Zutaten schichtweise in zwei Schälchen anrichten.

Extratipp

Wenn Sie es süß lieben, schichten Sie das Knäckebrot mit selbst gerührtem Fruchtquark in die Schälchen.

Pro Portion

102 Kilokalorien
3 g Eiweiß
2 g Fett
17 g Kohlenhydrate
2 g Ballaststoffe
reich an Mg, SPS

Müsliriegel

Zubereitungszeit: etwa 60 Minuten
Für 20 Stück

2 EL Honig
2 EL Zucker
50 g halbbittere Kuvertüre
200 g Trockenfrüchte
(z. B. Aprikosen und Pflaumen)
200 g Haferflocken
50 g gehackte Mandeln
2 Eiweiß (Klasse M)

1. Honig, Zucker, grob gehackte Kuvertüre und fünf Esslöffel Wasser unter ständigem Rühren erhitzen, bis die Kuvertüre geschmolzen ist.
2. Die Trockenfrüchte fein würfeln und mit Haferflocken und Mandeln in eine Schüssel geben. Nacheinander das Eiweiß und die abgekühlte Kuvertüre-Mischung unterheben.
3. Die Masse auf ein mit Backpapier ausgelegtes Backblech geben und zu einem etwa 20 mal 30 Zentimeter großen Quadrat formen. Im vorgeheizten Backofen bei 150 °C (Umluft: 140 °C/Gas: Stufe 1) 30 Minuten backen.
4. Auf dem Blech abkühlen lassen und in 20 Riegel schneiden.

Extratipp

Die Müsliriegel halten sich, einzeln in Cellophan gewickelt, etwa zwei Wochen – wenn sie nicht vorher schon aufgenascht werden.

Kürbiskern-Kracher

Zubereitungszeit: etwa 70 Minuten
+ Zeit zum Quellen und Abkühlen
Für 1 Backblech (etwa 10 Portionen)

125 g Haferflocken
125 g Weizenvollkornmehl
100 g Kürbiskerne
1 1/2 TL Jodsalz
Fett für das Backblech

1. Haferflocken, Mehl und 400 Milliliter Wasser verrühren und 30 Minuten quellen lassen.
2. Die Kürbiskerne grob hacken und zusammen mit dem Salz unterrühren. Auf ein gefettetes Blech streichen und im vorgeheizten Backofen bei 175 °C (Umluft: 160 °C/Gas: Stufe 3) 1 Stunde backen.
3. Abgekühlt in Stücke schneiden oder brechen und in Blechdosen lagern.

Pro Portion

145 Kilokalorien
5 g Eiweiß
6 g Fett
17 g Kohlenhydrate
3 g Ballaststoffe
reich an Mg, Fe, SPS

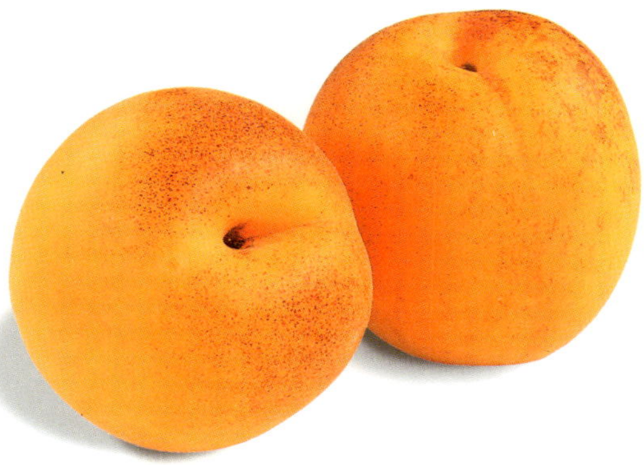

Literatur

Atkins, R.: Die neue Atkins Diät. München 1999.

Berger, M. (Hrsg.): Diabetes mellitus. München, Jena 2000.

Biesalski, H. K. et al. (Hrsg.) : Ernährungsmedizin. Stuttgart 1999.

Bond, G. : Natural Eating. Torrance CA 2000.

Eades, M. R. u. M. D.: The Protein Power Lifeplan. New York 2000.

Felix, A.: Das Schlankheitskonzept. Köln 1975.

Foster-Powell, K. ; Brand Miller, J.: International tables of glycaemic index. Am. J. Clin. Nutr. 1995; 62, Suppl. 1: 871 S–893 S.

Fricker, J.: Maigrir vite et bien. Paris 2000.

Geiß, K.-R. ; Hamm, M.: Handbuch Sportler-Ernährung. Hamburg 2000.

Hamm, M.: Ernährung für Spitzenpower. München 1999.

Hamm, M. : Schlank und gesund ohne Diät. München 1997.

Hauner, H.: Süßigkeitenkonsum aus Sicht der Diabetologie, in: Verbraucherdienst 45-3/2000, 386-391.

Hauner, H.: Gesundheitsrisiken von Übergewicht und Gewichtszunahme, in: Dt. Ärzteblatt 93 (1996) A 3405-A 3409.

Helberg, D.; Hamm, M.: Die Fit for Fun-Diät. München 2000.

Heller, R. u. R.: Healthy for life. New York 1995.

Journal für die Frau: Powerbook Grazing. Das Neue Diätwunder. München 2000.

Kasper, H.: Ernährungsmedizin und Diätetik. München 1996.

Kluthe, R.; Kasper, H.: Kohlenhydrate in der Ernährungsmedizin. Suppl. Aktuelle Ernährungsmedizin. Stuttgart 1996.

Leeds, A. et al.: The GI Factor. London 1998.

Leitzmann, C.; Hahn, A.: Vegetarische Ernährung. Stuttgart 1996.

Lutz, W.: Leben ohne Brot. Gräfelfing 1998.

Matissek, R. (Hrsg.): Moderne Ernährung heute, Sammelband I. Köln 1999.

Montignac, M.: Essen gehen und dabei abnehmen. München 1996.

Montignac, M.: Die Montignac-Methode. Offenburg 1999.

Schrezenmair, J.; Fenselau, S.: Prä-metabolisches Syndrom – erkennen und behandeln, in: Ernährungs-Umschau 44 (1997) Sonderheft S 22 – S 28.

Sears; B.; Lawren, B.: Das Optimum – Die Sears Diät. München 1999.

Simopoulos, A.; Robinson, J.: The Omega Plan. New York 1998.

Steward, H.L. et al.: Zucker-Knacker. München 1999.

Thomas, B.; v. Koerber, K. W.: Ernährung ohne Brot? Heidelberg 1983.

Wirth, A.: Adipositas. Berlin 1997.

Sachregister

Rezeptregister

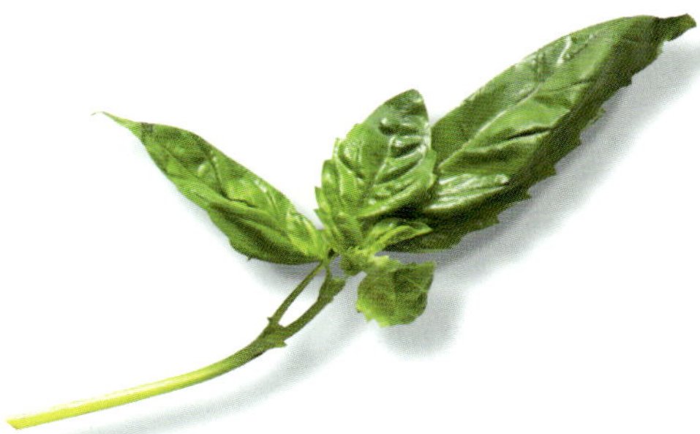

Der Autor

Prof. Dr. Michael Hamm gehört zur ersten Riege der Ernährungswissenschaftler in Deutschland und lehrt an der Fachhochschule in Hamburg. Er ist Autor zahlreicher Ratgeber und schreibt Artikel für Fachzeitschriften. Darüber hinaus ist er für die Publikumszeitschrift »fit for fun« als Ernährungsberater tätig.

Impressum

Wichtiger Hinweis

Die im Buch veröffentlichten Ratschläge wurden mit größter Sorgfalt von Verfasser und Verlag erarbeitet und geprüft. Eine Garantie kann jedoch nicht übernommen werden. Ebenso ist eine Haftung des Verfassers bzw. des Verlages und seiner Beauftragten für Personen-, Sach- oder Vermögensschäden ausgeschlossen.

Bildnachweis

Umschlagfotos: o. und u.: Klaus Arras, Köln; Mitte: new wave studio
Fotos: Bavaria/FPG S. 6 /VCL S. 21 /Photo Shot S. 29 /VCL S. 58; gettyone Stone/Peter Cade S. 16 /Horst Baender S. 25 /Laurence Monneret S. 68; IFA/Time Space Inc. S. 52; The Stock Market/Norbert Schäfer S. 39 /David Raymer S. 65; Zefa/Chr. Schmidt S. 42.
Rezeptfotos: Gerhard Poggenpohl, Sigmarszell

Die Deutsche Bibliothek – CIP-Einheitsaufnahme
Ein Titeldatensatz für diese Publikation ist bei der Deutschen Bibliothek erhältlich.

Midena Verlag, München

Projektleitung: Dr. Silke Bromm
Redaktion: Susanne Janschitz, München
Herstellung: Ina Hochbach
Bildredaktion: Sylvie Busche (Ltg.), Doris Huber
Umschlagkonzeption: Kraxenberger KommunikationsHaus GmbH, München
Gesamtlayout: N 2 - Büro für visuelle Kommunikation, München
Satz + Reproduktion: Uhl und Massopust GmbH, Aalen
Printed in Germany

ISBN 3-310-00722-8